眼科新技术应用丛书

总主编 孙兴怀

飞秒激光、LASEK / Epi-LASIK 及 ICL 手术

An In-depth Look at Femto-LASIK / FLEx / SMILE, ICL and LASEK / Epi-LASIK

主 编 周行涛 王晓瑛 褚仁远
副主编 陈 志 姚佩君 董子献
编 者(以姓氏笔画为序)

丁 岚 于志强 王晓瑛 牛凌凌
卢 奕 刘慧颖 许 烨 杨 颖
李 涛 吴 莹 吴良成 陈 志
陈君毅 罗 怡 周 浩 周行涛
赵 婧 姚佩君 秦 冰 黄 佳
董子献 褚仁远 薛 枫 戴锦晖
瞿小妹 Rupal Shah

秘 书 许 烨 刘慧颖
摄/制图 徐海鹏 汪 琳 王 芸

复旦大學出版社

致　谢

　　感谢教育部新世纪优秀人才计划(ncet－07－0212)、上海市科委"近视眼的临床研究"(09DZ1906700)、上海浦东新区创新基金"飞秒激光角膜磨镶术像差相关研究"(PKJ2009－Y01)、国家自然科学基金"飞秒激光角膜基质内扫描矫正屈光不正的参数及效应研究"(A040413)、上海市卫生局"医苑新星"项目、上海市卫生系统"银蛇奖"青年基金会支持。

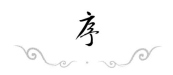

序

纵观目前国内外眼科学的进展，可以发现这些日新月异的变化均不同程度地受益于各项关键技术和设备的创新突破。在探讨相关新理论、新知识、新认识的同时，如何根据我国实际状况适宜地引入国外新技术的应用？本着客观评价的态度，如何合理选择国际上的新设备来促进我国眼科事业的发展？对已购置眼科新设备的单位，怎样才能更快地熟练相关设备的操作技术并发挥其更大作用？针对这些与临床工作密切相关的问题，复旦大学附属眼耳鼻喉科医院眼科同仁们在充分引入、利用国际上最先进的眼科诊治技术和设备的基础上，通过不断认识、探索、实践及改进，经过大量的临床病例诊治应用，积累了极为丰富的临床资料，结合实际工作认真总结临床诊治经验，在国家重点学科"211"工程三期建设经费的支持下，精心组织编写了"眼科新技术应用丛书"这套系列专著。

"眼科新技术应用丛书"旨在反映当今全球临床眼科学发展趋势及其最新眼科疾病诊断、治疗的新技术、新方法和新设备，定位于提高临床诊断、治疗水平，着眼于众多其他学科原理和技术与医学科学的密切结合，以及促进将医学科学研究转化为临床医学实际应用提供注重实用性的临床指导。此外，在借鉴国外经验的同时,还侧重交流了直接针对本国人群运用新技术的心得体会。

"眼科新技术应用丛书"共有 10 余本,包括《眼表活体共聚焦显微镜》、《眼前节全景仪》、《多焦视觉电生理》、《眼前节光学相干断层成像》、《眼后节光学相干断层成像》、《超声生物显微镜》、《眼底血管造影》、《视网膜神经纤维形态检测》、《角膜地形图》、《眼压测量》、《视野及微视野》、《飞秒激光、LASEK/Epi - LASIK 及 ICL 手术》、《眼激光动力学》等。相信这套丛书的陆续出版,将受到广大眼科工作者的欢迎,并给我国眼科界带来新的气息。

当然,所有的新鲜事物都是相对和暂时的,唯有不断创新才会有可持续的发展。对于眼科理论和技术而言,也唯有通过丰富的临床应用才能得到不断完善。让我们共同努力,以创新的思维、务实的作风、积极的实践,为眼科学的繁荣作出更大的贡献。

孙兴怀

2009 年 4 月

Preface

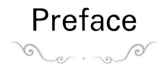

Refractive Surgery is one of the most exciting areas in modern ophthalmology. It is a field which is constantly evolving, with tremendous advances in technology significantly enhancing efficacy and safety. The refractive surgeon is constantly faced with the challenge of understanding and mastering new techniques and technology. Amongst the latest trends include the increasing applications of the femtosecond laser, and the merging of the fields of refractive and cataract surgery.

The latest advances in refractive surgery involve advanced surface ablation techniques, femtosecond laser assisted flap making and the latest ReLEx procedure and ICLs. All of these new procedures have their own learning curve, challenges and complications. It is very important that refractive surgeons have a "hands – on" practical guide to performing these new procedures, and manage the associated challenges and complications. In addition, there is an urgent need for more books in this field which would focus also on basic techniques and complications for the surgeon who wishes to start refractive surgery. This book authored by Prof Zhou Xingtao is therefore a very timely and much needed effort. It will help both the experienced as well as novice refractive surgeon.

I have known Prof. Zhou since some time now. He is not only a perfect gentleman, he is also a highly experienced refractive surgeon and teacher. He can truly be described as a pioneer. He has pioneered the use of LASEK and PRK in China. Lately, I have known him as the pioneer of the new ReLEx procedure in China. I am sure that readers will find this experience and pioneering spirit reflected in his new book.

RShah Rupal Shah, MS
Clinical Director
New Vision Laser Centers
Vadodara, India

Preface

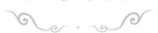

Refractive Surgery can be divided into two main categories: "corneal refractive surgery" and "lens refractive surgery". The former includes radial keratotomy (RK), photorefractive keratectomy (PRK), and laser in – situ keratomileusis (LASIK). In addition, a technique using a femto – second laser has also recently been developed. In lens refractive surgery, one of the most frequently – performed procedures is cataract surgery and phakic intraocular lenses (IOLs) have received increasing attention in recent years.

The biggest benefit of phakic IOLs is that the technique requires neither expensive equipment nor any laser or keratome maintenance. It is easy to perform with a simple I/A system and a microscope by surgeons specialized in cataract surgery. The second advantage is that phakic IOL surgery is fully reversible; if necessary, the implants can simply be removed, which is not the case in corneal refractive surgery.

Moreover, it is generally accepted that Phakic IOLs often provide better visual outcomes than corneal refractive surgery for patients with high refractive errors, since it involves less optical invasion of the cornea. I share this view because I myself have performed PRK since 1990, and LASIK and ICL since 1997, and it accords with the long – term findings obtained in my clinical experience over these years.

However, this does not mean that there are no risks of postoperative complications in both cases. In corneal refractive surgery, complications such as flap complications and increases of aberration may occur. In lens refractive surgery, cataracts may also occur. In this case, the salient point that demands our attention is the degree of ease of countermeasures against these complications. Although the management of complications after corneal refractive surgery is quite difficult, cataracts induced by phakic IOLs are easy to deal with.

Phakic IOL implantation will become more the mainstream technique of refractive surgery over corneal refractive surgery in the near future, thanks particularly to its reversible procedure, better optical performance, and relatively easy rescue from complications.

Kimiya SHIMIZU, MD, PhD
Professor and Chairman
Department of Ophthalmology
Kitasato University School of Medicine
Kanagawa, Japan

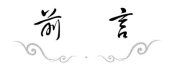

前　言

相信我国大多数眼科医生这些年来一定感受到屈光手术的突飞猛进。

国内外这么多学者致力于屈光手术的创新和发展,那些创造力迸发的火花让我肃然起敬。用"火箭速度"通常可形容上升速度之快,但有一年在美国肯尼迪航天中心,我坐在模拟发射现场体验那壮观时刻,我突然觉得屈光手术近年的发展简直超过火箭速度。

本书围绕屈光手术大趋势中的 3 个领域——飞秒激光屈光手术(飞秒 LASIK/FLEx/SMILE)、有晶体眼屈光晶体植入(ICL)手术、优化表层切削(LASEK/Epi - LASIK)手术进行扼要的阐述。飞秒激光技术在我国即将迎来新的机遇,崛起中的高度近视 ICL 手术将获得更广泛的认可,在撰写本书的同时也是我们学习、消化和吸收这些新技术的过程;优化表层切削 LASEK/Epi - LASIK 则是我们这些年的摸索集成,也是出版本书的缘由之一。

本书包括屈光手术趋势,主要术式的适应证、规范与流程,术中技术与技巧,术后处理,并发症及其防治,临床示例等,并结合最新的飞秒薄瓣 LASIK、飞秒基质透镜切除术 FLEx、飞秒小切口基质透镜切除术(SMILE,"微笑"手术)、可矫正散光的 T - ICL 手术、LASEK/Epi - LASIK 中特殊病例包括"0"秒 EK,以及一些拓展研究、思考和体会等,相信会给屈光手术领域的同仁以裨益。

这是一个读图的时代,本书特点之一正是以从临床实践中收集来的图片为主展开阐述,简洁明了。本书原本可有更多的图片,如有一病例我前后拍下 40 多幅图片,跨度 9 年,遗憾的是裂隙灯图片因当时拍摄像素等因素不能出现在书中。期待以后的版本中能出现好图片并提供详尽分析。

优化表层切削的早期摸索阶段是很有意义的时光。在我以前,可能一些医生觉得"去上皮"是容易的,而做一个完美的上皮瓣太难。我去尝试了,然后把我的经验告诉同仁。

准分子激光上皮瓣下角膜磨镶术包括 1999 年报道的 LASEK 与 2003 年的 Epi - LASIK,鉴于在适应证上的特点,一出现就受到很大期待。我们有责任将这一手术的体会与同道分享,通过国家级继续教育项目"近视眼防治与激光手术"向全国推广。除上海以外,广州、北京、天津、重庆、武汉、江苏、安徽、山东、浙江、江西、河南、河北、四川、陕西、宁夏等省市均已开展 LASEK。现在很多医生告诉我能在 10~20 s 浸润的情形下完成 EK,我很喜悦。

写这本书的最早动因,是想简明介绍 LASEK 技术。记得最早是吴良成和周浩两位博士鼓励我把 LASEK 的经验写成书,2001~2003 年我开始断续动笔。后来开展 Epi - LASIK 和屈光晶体手术(最初是 Phakic 6H,后来渐以 ICL 手术为多),及至我院 2008 年 12 月开展飞秒激光手术,慢慢累积,我对书的内容有了新的要求,也更偏向"以图说话"。

感谢褚仁远教授一直以来的鞭策;感谢卢奕教授的悉心指导和帮助,特别在屈光晶体手术上是卢教授的后盾让安全性更有保障;感谢徐格致教授和常青教授;感谢我们组全体同仁,这是一个追求进步的集体；感谢陈志博士的辛勤和努力，感谢董子献博士和姚佩君博士。特别感谢汪琳、徐海鹏、黄国秀、施逸红、蔡海蓉、顾争红等老师，他们任劳任怨，一专多能，对我们医教研工作有很大的贡献。

本书的图片主要采集自我院视光学中心的临床病例。感谢蔡司（VisuMax）、AMO（Intralase）、同科林（Ziemer，FEMTO LDV）、Technolas（Femtec）、STAAR、无锡康明（Epi－LASIK 刀）等公司提供的资料和图片授权。感谢付奇志女士、于佳新女士、刘娟老师、比尔老师、王晋老师的帮助。

感谢 Dr. Shah 和 Dr. Shimizu。Dr. Shah 的善美给我印象深刻。

感谢总主编孙兴怀教授的关心和推动，感谢复旦大学出版社贺琦老师，本书得以按时出版。

感谢我的每一个病人，我的每一个进步也是病人给我的！

需要提醒读者，尽管我努力保持独立、客观性，这本书仍可能因使用、研究的方法、设备和产品而有一定主观性。本书仅仅结合自己的经验体会，难免会有浅尝辄止的现象。

本书定有很多不完善之处，敬请批评为盼。并欢迎同仁提供相关图片和资料，帮助我们丰富新的版本。

周行涛

2010 年 8 月于上海

目 录

第一章

屈光手术现状与趋势

第一节　屈光手术概念、原则、靶组织

屈光手术是指改变眼既有屈光状态的手术,包括阻止近视度数加深或干预高度近视眼视网膜、脉络膜病理过程的手术。当前临床上屈光手术的重点是屈光矫正手术,以减轻或消除近视度数、散光度数为最常见,减轻或消除远视的手术只占很小比例。老视手术则主要着眼于改善阅读视力。

现代屈光矫正手术是高科技的结晶。在宏观上,屈光矫正手术广泛、健康开展的前提条件是:良好的社会环境、正常的医患关系、非常理性的态度(包括全社会对待近视的正确认知),以及患者健康的精神心理状态(图1-1)。需要

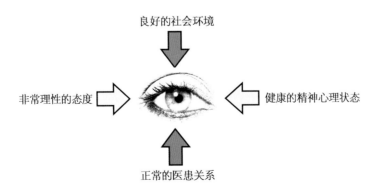

图1-1　屈光手术的社会学条件

强调的是,包括近视矫正手术在内的屈光矫正手术均是选择性手术。

屈光手术的第一原则是将患者的利益放在首位。对每位屈光不正患者的现有视觉质量、视觉习惯和视觉需求进行全面评估,对手术的安全性、预测性、有效性、稳定性及风险效益比进行全面衡量后,制定最符合患者利益的手术方案。屈光手术的最高境界是在微创甚至"无创"下进行真正的个体化矫正,并获得完美的视觉。

屈光手术根据手术靶组织的不同,分为角膜屈光手术、巩膜屈光手术、晶体屈光手术。屈光矫正手术最主要靶点是角膜表层(浅层)、角膜基质、晶体。(图1-2)。

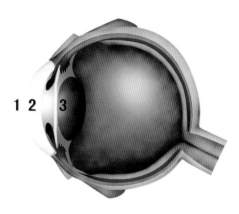

图1-2 屈光矫正术的主要靶点

1.角膜表层 2.角膜基质 3.晶体

第二节 屈光手术主要术式与适应证细分

应用波长为193 nm的准分子激光将角膜削平或削陡,从而改变眼屈光度。每一脉冲的激光击射消融的角膜组织约为2.96 μm,其切削精度是前所未有的。

准分子激光角膜屈光矫正手术为当前主流的屈光手术,其中准分子激光原位角膜磨镶术(laser in situ keratomileusis, LASIK)是目前占主导地位的术式。其关键技术是用板层刀或飞秒激光做一带蒂角膜瓣,在角膜基质床上行激光切削,再将角膜瓣复位。术后无明显刺激症状、屈光状态稳定、有效视力恢复快为其特点。其优点是保留了角膜上皮层及前弹力层,符合角膜屏障生理,术后基本无角膜基质混浊(Haze)出现。

薄瓣 LASIK 的优势是可保留更多的角膜后基质,但常规 LASIK 面临的主要并发症有两类。①医学并发症:LASIK 因有角膜基质瓣,可引起一系列并发症,如瓣不全、碎裂、游离、纽扣瓣等;角膜扩张、圆锥角膜等;Haze(表层切削中的风险大于 LASIK);角膜感染;干眼等。②光学并发症:术后视觉质量下降。在矫正近视、远视、散光这些低阶像差的同时造成彗差、球差等高阶像差增加;术后出现夜间视力下降、眩光、光晕等。

准分子激光上皮瓣下角膜磨镶术包括乙醇法的 LASEK 和微型上皮刀法的 Epi - LASIK,源于最初的准分子激光屈光性角膜切削术(photorefractive keratectomy,PRK),经历曲折的技术提炼和完善后,呈现出更完善的面貌(图1-3,1-4)。其关键技术在于制作一个能在激光切削后立即覆盖角膜基质的完整的活性上皮瓣,病理生理学依据在于角膜上皮基底膜的完整性和上皮瓣细胞器的活性。LASEK/Epi - LASIK 术后立刻重建有效的上皮屏障,不仅起到机械保护作用,同时阻止泪液中的细胞因子对角膜基质的作用,包括减少基质细胞激活、增殖,减少 Haze 和屈光回退的发生等,也完全避免了 LASIK 角膜基质瓣的并发症(图1-5)。

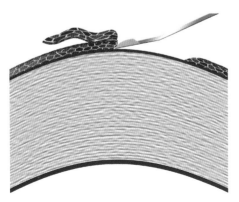

图1-3 LASEK:乙醇浸润后,用
上皮铲铲开上皮成瓣

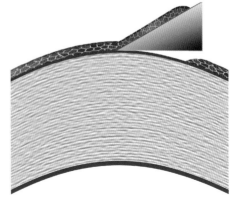

图1-4 Epi-LASIK:用旋转或直线
上皮刀将上皮层分离成瓣

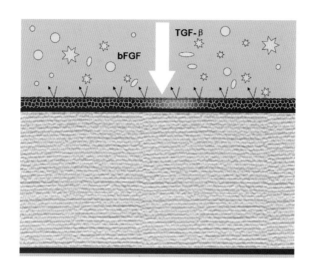

图 1-5 活性上皮瓣的屏障作用

TGF-β:转化生长因子-β；bFGF:碱性成纤维生长因子

保留角膜上皮的 LASEK/Epi-LASIK 与早期去除角膜上皮的表层切削代表术式 PRK 比较,其术后刺激症状及 Haze 情况均明显减轻 (图 1-6)。

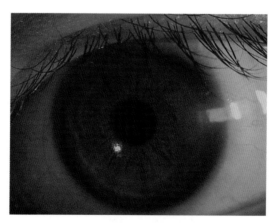

图 1-6 LASEK 术后 6 h,术眼安静,
无任何刺激症状

　　针对严重影响生活质量的超高度近视的矫正,有晶体眼屈光晶体手术近年发展非常迅速,对于超高度近视如＞－12 D 的近视,在适应证明确的前提下,进行有晶体眼人工晶体的植入是有前景的途径。

　　屈光晶体手术包括透明晶体摘除人工晶体植入术、可调节式人工晶体植入术、有晶体眼人工晶体植入术等。近年来,有晶体眼人工晶体植入术在我国的接受度越来越高。

　　有晶体眼人工晶体植入术分为 4 类:前房型中的房角支撑型、虹膜固定型及后房型中的睫状沟支撑型(图 1－7)、睫状沟悬浮型。目前国内开展最多的是后房睫状沟支撑型屈光晶体 ICL 植入术,该晶体由新型材料(Collamer)制成,并有可矫正散光的 T－ICL。术中在虹膜与晶体前囊膜之间植入人工晶体,具有微创、可折叠、植入简捷、可逆等优点,术后在视力恢复的满意程度及有效调节功能的保留方面也具有优势。

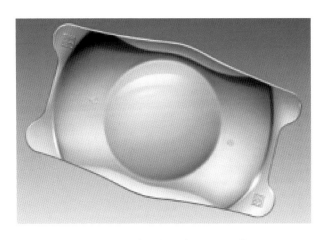

图 1－7　后房睫状沟支撑型屈光晶体 ICL

　　运用新的影像学诊断技术,在术前尽可能精确地掌握眼前段解剖结构的生物学数据等,会使该手术更安全可靠(图 1－8)。

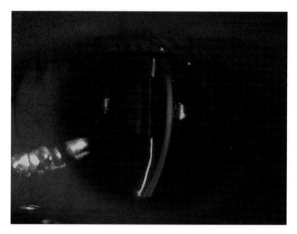

A

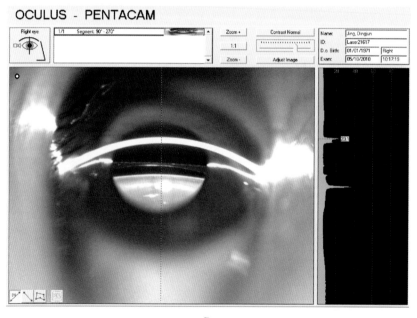

B

图 1-8

A. ICL 植入后拱高合适　B. Pentacam 扫描与分析技术可使 ICL 植入更具预测性(亦可结合 UBM 等)

屈光手术的另一动态是飞秒激光,随着精确度更高的飞秒激光的出现,飞秒 LASIK 中的飞秒制瓣得到广泛认可。飞秒激光所制角膜瓣可按照预设参数,包括角膜瓣厚度、直径、瓣蒂的位置以及侧切(side-cut)角度等,在计算机精确控制下完成,相比传统机械板层刀的角膜瓣制作,前者优点十分显著。因此,当前飞秒 LASIK 的临床病例正在不断增加。飞秒激光"全激光"手术(飞秒激光+准分子激光)、"全飞秒"手术(基质透镜切除术)、飞秒激光老视矫正等为屈光手术带来了革命性的变化。

在多种屈光手术方式中,把握手术适应证,为患者选择最佳的手术方案,是手术医师面对的重要问题,也决定了各种手术方式的生命力(图1-9)。回顾历史,PRK 在我国一度风靡。由于初期适应证的掌握不够严格,临床效果和安全性受到非学术因素的限制。LASIK 一经面世,几乎无痛和立竿见影的视力恢复,使其光彩立刻掩盖了 PRK,并一直延续至今,而它的角膜瓣的远期隐患和医学伦理方面的顾虑却鲜有人问津。所幸从全球范围看,飞秒激光 LASIK 的远期角膜安全性较机械板层刀有所改善,而全飞秒技术更有助于保留角膜生物力学的完整性。

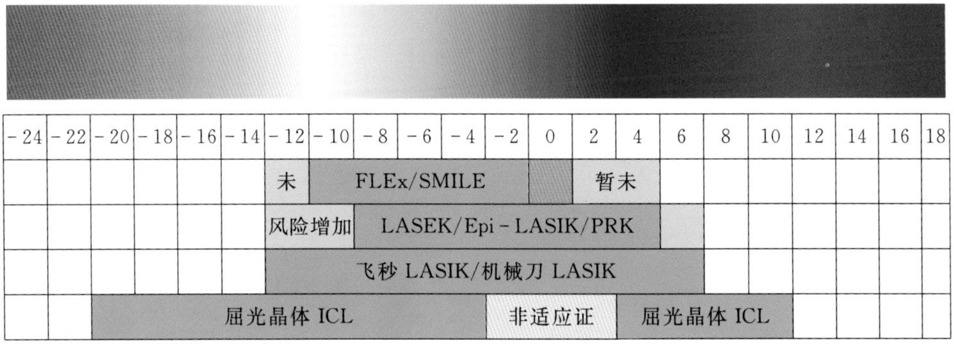

-24	-22	-20	-18	-16	-14	-12	-10	-8	-6	-4	-2	0	2	4	6	8	10	12	14	16	18
						未	FLEx/SMILE						暂未								
					风险增加		LASEK/Epi-LASIK/PRK														
					飞秒 LASIK/机械刀 LASIK																
	屈光晶体 ICL										非适应证				屈光晶体 ICL						

图 1-9 手术适应证谱

各类手术的适应证判定是一个综合考虑的结果,包括患者眼屈光度数、年龄、职业、爱好、角膜厚度、晶状体、瞳孔、眼压、眼底情况、睑裂大小、医师技术与技能、设备、设施、随访依从性等。我们将屈光手术中不同手术的术式适应证以光谱的形式展示,提醒屈光医师各术式之间的界限不是绝对泾渭分明的,循证医学的证据是重要的以 LASEK 为代表的优化表层切削不仅有其确凿的手术优越性,而且从更高的层次看,也较 LASIK 和 PRK 能更好地体现安全和简捷的外科手术理念。在角膜地形图引导的个体化切削中,PRK 所显示的结果优于 LASIK,在像差引导的个体化切削中也是如此。我们也从对比敏感度、波前像差对照等研究中,获得了 LASEK 优于 LASIK 的客观证据。

轻、中度近视的激光手术理所当然首选 LASEK 而非机械板层刀 LASIK,老视的准分子激光手术也将首选 LASEK。在最大切削深度不超过 $100 \sim 130 \mu m$ 时(需结合角膜总厚度),包括角膜地形图引导、像差引导和补矫手术中,LASEK 都将会是首选。

适应证的细分是必要的,而且个体化切削也应获得更确切的评估。准分子激光手术中较成熟的角膜地形图引导的个体化切削,将更有针对性地用于补矫手术,或外伤、炎症及其他角膜手术后遗留的角膜瘢痕等不规则角膜的手术治疗,使角膜具有更好、更平滑的前表面(图 1-10)。与此同时,准分子激光波前像差引导的个体化切削,将在更准确可靠的波前像差仪测量分析术眼像差的基础上,进行激光个体化切削,调整像差,如减少或消除像差,使术后视力和视觉质量更为理想(图1-11)。

屈光手术适应证在增加。通常情况下,准分子激光角膜屈光手术(PRK、LASEK/Epi-LASIK、LASIK、飞秒 LASIK)的适应证为:①年龄 $18 \sim 60$ 岁,精神心理健康且有摘镜愿望,并有合理期待的屈光不正患者;②合适的屈光不正范围:球镜$+6 D \sim -12 D$、柱镜$<6 D$;③近 2 年屈光度数相对稳定;④角膜厚度合适;⑤无眼部急性感染或自身免疫性疾病;⑥排除圆锥角膜。

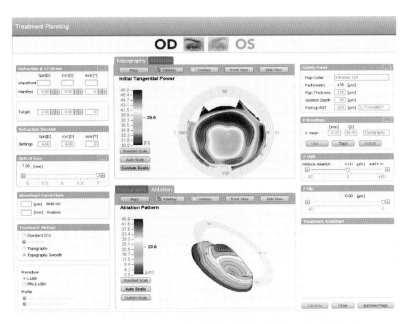

图 1-10　角膜地形图引导个体化切削的设计界面，可选地形图
　　　　　平滑切削或联合度数矫正

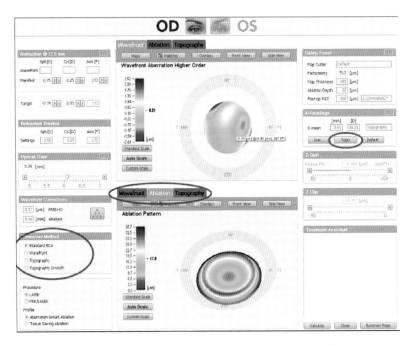

图 1-11　像差引导个体化切削的设计界面，可选择相应像差进行矫正

　　临床实践中,年龄＞60 岁(图 1 - 12)、角膜和眼部其他结构符合医学适应证、全身情况无异常的患者也是适合屈光矫正手术的。在高度屈

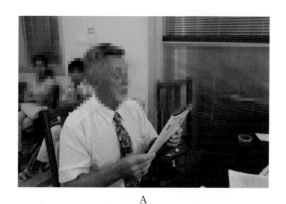

A

B

C

图 1 - 12　老视 LASEK 后阅读视力满意(面部虚化;实际病例)

A. 近距离阅读　B. 中距离阅读　C. 远距离阅读

光参差性弱视的治疗中,也有部分患者适合激光矫正以减轻度数,从而有助于弱视的治疗。

后房屈光晶体 ICL 手术的适应证会出现新的趋势吗? ICL 是内眼手术,适应证较属于眼表手术类型的准分子激光角膜手术严格。随着手术技术的逐渐成熟,一部分特殊的高度近视在严格筛查和讨论后,也可谨慎地开展 ICL 手术,如前房相对偏浅(图 1-13)、远视、补矫等病例。

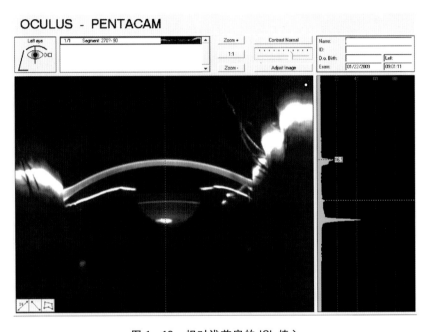

图 1-13　相对浅前房的 ICL 植入

该高度近视患者在排除其他异常并严格讨论后接受 ICL 手术,术后随访一直稳定

第三节　屈光手术三大方向

衡量屈光手术的未来,精确、微创、矫正范围适宜是重要的指标。无论制瓣精确还是矫正度数精确,精确性是硬道理。飞秒激光的精确性越

来越受到肯定;创伤性越小越受推崇,表层切削特别是低度屈光度矫正中的优化表层切削,对角膜的创伤以及生物力学的影响是最小的;对于超高度近视,目前只有屈光晶体手术才可以矫正,而后房型屈光晶体如 ICL 对角膜内皮的影响在理论上是最小的(距离最远)。显而易见,屈光手术发展的三大方向是飞秒激光手术、LASEK/Epi-LASIK 与后房型屈光晶体 ICL 为代表的高度近视屈光晶体植入术(图 1-14)。从国内外现状来看,屈光手术朝飞秒激光、优化表层切削、屈光晶体 ICL 手术发展的趋势十分明朗。

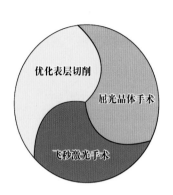

图 1-14 屈光手术发展的三大方向相辅相成

2009 年美国国际屈光手术协会(ISRS)问卷调查显示,85%的屈光手术为 LASIK,15%为表层切削手术,包括 LASEK/Epi-LASIK 和 PRK;对于 -10 D 的高度近视,43%的屈光医师选择屈光晶体手术,40%的屈光医师在角膜厚度足够且没有其他角膜异常的情况下选择准分子激光矫正。机械性角膜板层刀的使用在继续减少,52%的屈光医师使用飞秒激光制作角膜瓣。对于角膜瓣的厚度,49%的屈光医师选择 100 μm,31%的屈光医师选择 120～130 μm。

我国以复旦大学附属眼耳鼻喉科医院为例,近 3 年来表层切削比例均>50%(图1-15)。在 LASIK 中,飞秒激光 LASIK 在持续增量。高度近视中,ICL 手术增加也很快。

在我国,随着激光设备的升级换代,飞秒激光技术迎来重要机遇。近 1 年来,仅飞秒激光仪在我国就增加了 25 台以上(图 1-16)。

飞秒激光制作角膜瓣更精确可靠、离散度更小(图 1-17),因此可以制作更薄的角膜瓣。例如微型板层刀的薄角膜瓣厚度可在 90～100 μm,

表层切削占手术中的比例（％）

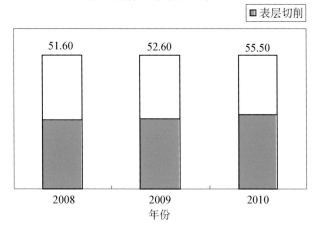

图 1-15 表层切削手术在总屈光手术中的比例

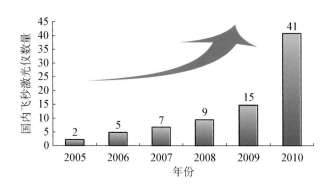

图 1-16 我国近 5 年飞秒激光仪数量增长

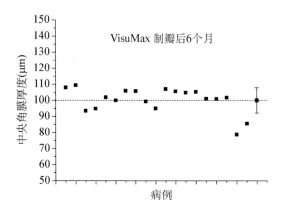

图 1-17 飞秒激光制作 100 μm 角膜瓣的均匀性

而飞秒激光可制 70～80 μm 的角膜瓣。精确定位联合精细切割的飞秒激光技术,更可在角膜屈光手术领域开创"全飞秒"激光的手术模式。

飞秒激光基质透镜切除术(femto - second lenticule extraction, FLEx)以及微小切口透镜切除术(small incision lenticule extraction, SMILE)是"全飞秒"激光术式的代表,可以保留更好的角膜生物力学特性,减少角膜扩张的风险。最新一代的飞秒激光会更安全、稳定,而且扫描速度也会加快,从而使手术效率更加提高。

飞秒激光在其他领域也很有前景。

飞秒激光的应用不仅仅局限于联合准分子激光手术。其他类型的屈光性角膜手术原本有其局限性,比如表面角膜镜片术——这是一种简单、有效、可逆的屈光手术;又比如角膜基质环(intra - corneal ring segments,ICRS)植入术——一种矫正低、中度近视的角膜屈光手术,也可在圆锥角膜中应用,具有安全性、稳定性及可逆的优点,但矫正的屈光度范围较小。这些手术可能在联合飞秒激光应用后得到更进一步发展,将会具备更好的安全性和预测性。

飞秒激光作为切开工具,除本身的术式外,还可用于其他传统的外科性角膜手术如切开术(放射状角膜切开术,radial keratotomy,RK)和切除术等,借助飞秒激光来切开或切除会更精确有效(图 1 - 18)。飞秒激光甚至也可应用于角膜移植等眼病的手术,临床及动物实验研究都表明,飞秒激光在治疗性角膜手术中的应用前景非常广阔。

飞秒激光治疗老视可以在角膜和晶状体两种不同组织进行。飞秒激光角膜扫描矫正老视的原理是在角膜基质内进行多层环形切开,进而提高其弹性,使角膜在眼内压的作用下向前膨隆、曲率增加,阅读视力得到改善。

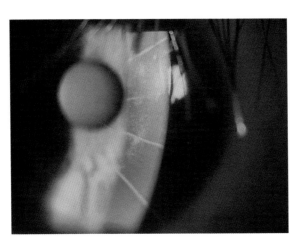

图 1-18 该图是 20 年前用显微刀进行切开的 RK 手术，将来也有望用飞秒激光，以提高精度，减少风险

崛起中的高度近视屈光晶体如 ICL 手术势必获得更广泛的认可。ICL 在我国通过食品药物监督管理局（SFDA）认证是 2006 年，最近 4 年来每年的增加速率>20％，虽然暂时还不如韩国（增加率约为 50％），但我国 14 亿的人口基数、国民 33％的近视患病率和 3％左右的高度近视患病率，决定了这一手术非常值得进一步探讨（图 1-19）。

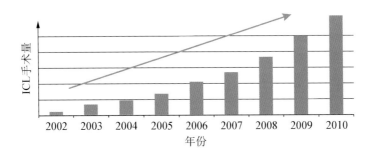

图 1-19 韩国高度近视屈光晶体 ICL 手术量

除在上述主要方向的开拓以外，传导性角膜成形术和后巩膜加固术国内也有开展，但需要加强研究和新技术的介入。

传导性角膜成形术(conductive keratoptasty，CK)是一种非激光屈光手术，主要用于轻度远视和老视的矫正。CK 的矫正原理主要是通过

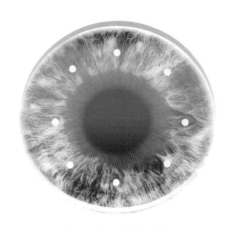

图 1-20　CK 模式图

射频能量产生热量，直接作用于角膜基质适当的深度，使角膜胶原组织收缩，达到角膜中央曲率变陡，从而实现远视矫正以及老视症状的改善。CK 不损伤角膜中央光学区，不切削角膜组织，具有较好的安全性、有效性与可预测性，但有一定回退的可能性。将来微波技术是否可以为老视手术提供新的途径，是值得关注的(图 1-20)。

巩膜屈光手术的主要目的在于阻止近视进展，防止近视眼底病变的恶化，以 Synder-Thompsan 改良法为主的后巩膜加固术，对病理性近视眼有一定的临床效果。后巩膜加固术的主要适应证是：①高度近视伴黄斑变性；②每年因后巩膜扩张造成 1D 以上的进展性高度近视；③明确的遗传性病理性近视患者。复旦大学附属眼耳鼻喉科医院开展这一手术已经 23 年，安全且有效。但是国内外开展这类手术的医疗单位相对较少，数据也有待完善，需要更严格的循证医学研究的支持。关于后巩膜胶原交联的研究，也可给这一手术带来新的可能性。

在将来，微波技术可能在屈光矫正和老视手术中发挥作用，英国的 John Marshall 教授正在开展微波技术的研究，有待进一步的科学研究报道。

屈光手术几十年来的基础研究推动了临床实践的飞速发展，将来一定会朝着更好地保留角膜生物力学特性、更符合眼生理的方向前进。无论屈光手术发展到如何"登峰造极"的地步，一定要重视手术的并发症，

哪怕发生率是万万分之一也要重视。无论是 LASEK、Epi‐LASIK,还是屈光晶体 ICL 植入术,甚或飞秒激光的各类创新术式包括全飞秒 LASIK/FLEx/SMILE,屈光手术领域各层面的研究者齐心协力、不断探索,一定会使视觉达到更完美的境界(图 1‐21)。

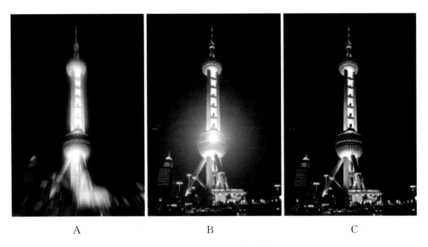

图 1‐21 屈光手术三境界

A. 第 1 境界:消除低阶像差(近视、散光) B. 第 2 境界:调整高阶像差(如球差、彗差)
C. 第 3 境界:获得和谐清晰视觉

第二章

优化表层切削手术

第一节 概　　述

在激光角膜屈光手术中,表层切削最简捷、最安全。

准分子激光作用于角膜,主要用于屈光不正的矫正,包括矫正近视、远视、散光,同时也可矫正老视。这类屈光性手术在表层切削中的术式包括 PRK、LASEK、Epi-LASIK、准分子激光前弹力层下角膜磨镶术(sub-Bowman's keratomileusis,SBK)。目前薄瓣 LASIK 未归为表层切削范畴。准分子激光也能对角膜前、中部分基质的混浊部位进行切削,并能治疗部分基底膜异常,这类治疗性手术包括准分子激光治疗性角膜切削术(phototherapeutic keratectomy,PTK)、保留上皮的准分子激光治疗性角膜切削术(epithelial-phototherapeutic keratectomy,E-PTK)及治疗性基质透镜切除术等。

20 世纪 90 年代早期广受欢迎的 PRK 因术后刺激症状重、有效视力波动、潜在的激素性高眼压和 Haze 等,很快受到 LASIK 的冲击。LASIK 上皮-前弹力层-前基质瓣的屏障,保证了术后反应轻微、屈光稳定、有效视力迅速恢复、用药时间缩短并且几乎没有 Haze 的风险。

目前,国内屈光手术仍以机械刀 LASIK 为主流,国外是飞秒 LASIK 为主流。随着临床实践的积累也逐渐发现机械刀 LASIK 的一些问题,如 LASIK 存在自身无法克服的角膜基质瓣相关并发症,包括角膜生物力学的脆弱性增加,特别是远期存在角膜瓣移位(外伤情况下)和角膜扩张(如术前近视度数深、角膜薄者)的风险,而且高度近视患者 LASIK 后易出现视觉质量下降。

上皮瓣技术使准分子激光角膜屈光手术中的表层切削(surface ablation)进入一个新的成长通道,其发展速度非常快,以 LASEK 和 Epi‐LASIK 为代表。该类手术结合了 PRK 和 LASIK 的优点,术中更微创、更安全,其术后视觉质量要优于 LASIK。LASEK 以乙醇浸润角膜上皮为起点,需要一段学习过程;Epi‐LASIK 则以微型上皮刀的全自动分离上皮层为起点,克服 LASEK 因患者个体因素和医师技术的差异而使制瓣不均匀、不确定的缺点。

LASEK 于 1999 年由在意大利行医的 Camellin 率先报道。Camellin 应用乙醇软化上皮然后去上皮的方法进行 PRK。在一次手术中偶然发现角膜上皮可以成片地分离,将上皮重新覆盖于激光后的创面,术后常规给予角膜接触镜,结果发现患者疼痛等不适症状减轻。经过乙醇浓度的复核以及一段时间仔细的科学观察后,Camellin 命名了这一新的手术方式。

与 Camellin 的路径不同,我们几乎与他同时(早在 1998 年)开始摸索还原 PRK 的活性上皮的方法。我们早年的 PRK 是用自制的丁卡因(地卡因)滤纸片来软化角膜上皮,在浸润时间适宜的情形下,可以取得较大片的上皮。鉴于角膜上皮的屏障作用以及对角膜创伤愈合的理解,我们尝试在 PRK 后尽量将保留的上皮覆盖于切削区,并给予角膜接触镜保护。在这样的指导思想下,我们开始了 LASEK 的不懈探索。早期有些患者在"有上皮的 PRK"术后疼痛明显减轻,但较大部分患者的角膜刺激症状并没有明显改善。在诊疗中看到国内其他一些地区转诊来的 LASIK 角膜瓣相关的并发症病例,因此我们很期待能有摒弃 PRK 的疼痛和 LASIK 的角膜瓣缺点的新方法,这在客观上也促使我们去进一步探索。

LASEK 英文称为 laser epithelial keratomileusis,或者 laser sub-epithelial keratectomy,也有称为 laser epithelial keratoplasty,其中文名称的确立也有一个过程。LASEK 和 LASIK 的不同就在于瓣的不同:全层角膜上皮层构成的 LASEK 上皮瓣(50~70 μm)相对于包含角膜浅基质和上皮层的 LASIK 角膜瓣(90~180 μm),激光扫描是在不同"瓣"下的基质层进行。为强调这一区别,我们最终确立的中文名称为"准分子激光上皮瓣下角膜磨镶术",而不是直译为"上皮角膜磨镶术"等,最后被《中华眼科杂志》认可。

Epi-LASIK 英文全名为 epipolis laser in-situ keratomileusis,同样是以上皮瓣为核心。用准分子激光进行上皮瓣下的角膜磨镶手术,包括两种制作上皮瓣方式:机械法(微型上皮刀)和化学法(乙醇)。因此在中文名称上以微型上皮刀法准分子激光上皮瓣下角膜磨镶术(Epi-LASIK)区别于乙醇法准分子激光上皮瓣下角膜磨镶术(LASEK)。

Pallikaris 在 2003 年首次报道微型上皮刀法准分子激光上皮瓣下角膜磨镶术(Epi-LASIK),使用微型上皮刀通过机械方法将角膜上皮层与前弹力层分开,制作带蒂的上皮瓣。当年在美国眼科年会上我们敏锐感知上皮刀法制作角膜上皮瓣将有助于推动上皮瓣下角膜磨镶术的临床实践,于是着手研制上皮刀,所研制的自动旋转式微型角膜上皮刀开展了世界上唯一的旋转式角膜上皮刀制作上皮瓣的 Epi-LASIK。即使是在前期我们研制手动 LASIK 微型角膜刀和自动旋转型 LASIK 微型角膜刀的基础上探索角膜上皮刀,仍经历了有挫折的实验周期。研制使用的刀片为钝性,刀片的锋利度、刀片切割速度及前进速度的数据是在猪眼球和离体人眼球试验后获得的,负压环吸引固定眼球的控制箱真空负压为 590～610 mmHg,有 3 种型号的负压吸引环来配适不同陡峭度的角膜。我们也同时研制了水平直线式上皮刀,与国外如 Epi－K (Moria,法国)、Amadeus Ⅱ（AMO,美国)等的水平直线式上皮刀共同为优化表层切削提供了新的工具。各种角膜上皮刀各具特点,基本都具有安全、可靠和易操作性。

自从 LASEK/Epi－LASIK 成为又一种激光屈光手术的临床选择,其与 PRK 和 LASIK 的关系就一直备受关注。在专业刊物、国际会议以及各种范围的研讨会上,对于 LASEK 的定位也常会引起争论。直至今日,对于上皮瓣的活力"死与活"、保存"留与弃"、厚度"上皮与上皮-前弹力层"等,仍在探讨中。在 2001 年上海国际眼视光学会议上,我们曾预言我国的 PRK 将被 LASEK 取代,且另有一部分 LASIK 也将因为 LASEK 无需角膜板层刀制瓣而被分流。近 10 年过去,预期成为现实,全国各地均开展了 LASEK,PRK 确已式微,主流 LASIK 也有部分被 LASEK 分流。

LASEK 是以乙醇浸润角膜上皮为起点,手工制作上皮瓣,学习曲线因医师而异;Epi－LASIK 则是以一微型上皮刀的全自动分离上皮层为起点,将个体因素的差异以机械方式克服,同样性质的还包括上皮-前弹力层为瓣的 SBK(英国眼科学者 John Marshall 最早提出)。从上皮瓣技术的层面而言,LASEK 技术是这类上皮瓣手术的基础。

LASEK 和 LASIK,两者只有一个字母"E"或"I"的差别,为避免在手术室查对时可能发生的误听和混淆,可更简洁清晰地称"EK"和"IK",

至于 Epi‐LASIK,干脆称"Epi"。

第二节　概　　念

一、表层切削概念

临床实践中,浅表层切削(surface ablation)具有表面、浅层切削的含义。"表层切削"比"表面切削"更能达意:通常表层/浅层是指上皮层、前弹力层以及角膜前基质(深度<130 μm)。

表层激光手术宜符合:①角膜前表面直接激光;②激光前手术操作角膜分开层次在浅层(上皮‐基底膜、基底膜‐前弹力层、前弹力层‐前基质);③激光切削层次在角膜表面或浅层,即上皮层,上皮和(或)前弹力层,前弹力层和(或)前基质;④切除角膜组织的总量少(切除组织体积小,在组织节省软件辅助下)。

二、优化表层切削概念

广义的优化表层切削是指所有旨在控制角膜创伤愈合反应、Haze、屈光波动的药物和技术措施干预下的角膜表层和(或)浅层的准分子激光切削。狭义的优化表层切削是指上皮瓣下的准分子激光角膜磨镶术。

优化表层切削的病理生理学基础是 I 期愈合的活性上皮瓣或者活性薄瓣。

优化表层切削的临床特征是术后 2～8 h 内不适减轻,手术次日复诊检查时角膜完全透明,光学区内的上皮在裂隙灯下如术前一样完整,没有可见的水肿。

没有制作上皮瓣的 PRK 和 PTK,在组织切削较少而且上皮愈合非常迅速的情况下,也可以呈现以上体征。

光学区内出现上皮片状水肿意味着不是一个有活性的上皮瓣,不能称为优化表层切削。

三、表层切削的效应

1. 表层切削的效应

(1)像差效应:避免了常规 LASIK 基质瓣源性像差增加的问题。与包含基质的 LASIK 瓣比较,微型上皮刀的瓣风险顾虑根本不存在,亦无从诱导刀制瓣的术源性散光。

(2)创伤愈合效应:避免 LASIK 厚基质瓣制作时的风险及术后瓣与基质床再分离等并发症,更快的角膜神经与知觉修复,更少的术后干眼现象。

2. 优化表层切削综合效应　在患者舒适度、有效视力恢复、屈光稳定性等方面非常接近甚至等同于常规 LASIK。

自身的高活力的上皮瓣和完整的基底膜,是天然的生理屏障,与 PRK 后裸露的基质面的创伤愈合有质的差别,它抑制了创伤愈合反应过程中的某些导致 Haze 和屈光回退的细胞因子的渗入与活化。如平滑肌肌动蛋白(a-SMA)阳性的肌成纤维细胞层前的上皮基底膜缺失可导致 Haze;角膜表面不规则引起的基底膜重塑不完整可导致细胞因子如 β-转化生长因子(TGF-β)进入基质层。优化表层切削的最大优势是保留活性上皮瓣,疼痛显著减轻,有效视力迅速恢复,屈光回退轻,Haze 显著减少,感染风险减低,安全性更有保障。

四、表层切削的误区

许多学者关注"表层手术的回归",但那绝对不是简单的回归,而是建立在优化上皮瓣保护基础之上的一种进步。有些医师把表层切削特别是上皮瓣下角膜磨镶术方式作为高度近视和相对薄角膜者的第一选择，这其实是一种误区，偏离了表层切削的概念。当前国内外表层切削领域的主要问题除适应证选择上的偏离外，还在于优化表层切削技术不够规范。

第三节　手术适应证与禁忌证

一、手术适应证的原则

PRK、LASEK、Epi - LASIK、SBK 的适应证十分接近，需遵循以下几个原则。

（1）表层切削的最佳适应证是轻度近视、轻度远视、轻度散光和老视。在组织节省模式下，最佳适应证的切削深度≤80 μm。虽然 100 μm 左右的切削深度仍然可以接受，但深度＞130 μm 的切削已经超出了表层的范畴。

（2）结合我国国情，如青年因参军、招工等原因要求激光手术，即使中度近视仍然可把表层切削作为首选；部分 LASIK 条件受限者和（或）基质瓣风险高者，在符合总的激光手术适应证的基础上也可考虑表层切削，但必须明白其局限性。

（3）多元选择的术式是符合客观实际的。符合 PRK 适应证的患者并不一定要做上皮瓣保留的 LASEK 和 Epi - LASIK，特别在学习曲线早期的医师做 LASEK 或 Epi - LASIK 时对基底膜完整性的保护若很难一步到位，术中可改为 PRK，去掉上皮，因为与其保留失活上皮倒不如做一个直接的简单明确的 PRK。

（4）表层切削不适合作为高度近视的首选。薄角膜的高度近视不是准分子激光手术的最佳适应证,即使选择表层切削,仍然有局限性,虽可以比 LASIK 多切削,但仍不能完全矫正。

(5) 对于 LASIK 术后残余屈光不正如残留近视及散光的再次治疗,特别是存在角膜瓣异常或残余基质床厚度相对不足的情况,LASEK 也是首选。但需注意的是 LASEK 在角膜瓣上进行,手术切削量是有限的,并且术中、术后需避免角膜瓣移位。

二、手术适应证

(1) 必须是精神心理健康、具备合理的摘镜愿望和合适的术后期待心态者。

(2) 年龄≥18 周岁。

(3) 近视者屈光状态相对稳定＞2 年(每年递增≤0.5 D)。远视者具有稳定屈光状态。

(4) 角膜中央厚度≥450 μm。前后表面高度位于正常值。

(5) 近视≤－8 D,散光＜5 D;远视＜＋3 D。预设切削深度≤130 μm。

(6) 老视。

(7) 角膜地形图引导和像差引导的个体化切削。

(8) 符合激光角膜手术适应证但 LASIK 高风险者。如小睑裂、视网膜或视神经病变不适合 LASIK 负压吸引等,或术前检查发现视网膜裂孔并光凝者。

(9) LASIK 中角膜瓣异常,可行 PTK 联合 PRK。

(10) 各类激光手术的补矫:可单独行 PRK,或 PTK 联合 PRK,或 LASEK。

(11) 角膜外伤、手术、炎症后前表面的不规则散光,如角膜移植手术后散光的矫正。

（12）人工晶体植入术后的残余屈光不正。

（13）玻璃体手术、视网膜手术后的屈光不正（包括屈光参差）。

PTK 适应证包括角膜营养不良、带状角膜变性、不规则角膜（包括瘢痕、复发性角膜上皮糜烂等导致的角膜混浊），切削深度最好不超过前、中 1/3 基质。

三、手术绝对禁忌证

（1）未经心理或精神科会诊并签署允许手术意见的精神心理异常者。

（2）眼及眼附属器活动性炎症、肿瘤。

（3）圆锥角膜。

（4）全身患有结缔组织疾病和自身免疫系统疾病，如系统性红斑狼疮、类风湿关节炎、多发性硬化和糖尿病等。

（5）重度睑裂闭合不全。

（6）泪囊炎。

（7）严重眼表疾病包括干眼症、角膜内皮营养不良等。

（8）女性孕期和哺乳期。

（9）瘢痕体质。

四、手术相对禁忌证

（1）患者对手术认识欠缺或期望值过高，但经过医患反复交流才达成共识者；抑郁症等精神心理异常经治疗后痊愈者。

（2）＞－8 D 的近视。

（3）初始手术角膜曲率在 38～49 D 区间以外。

（4）暗瞳直径＞7.5 mm。

（5）独眼。

（6）病毒性角膜炎（2年内未复发者）。

（7）晶状体密度增加。

（8）视网膜脱离手术史，黄斑出血史。

（9）轻度干眼。

（10）轻、中度睑裂闭合不全。

（11）药物可控的高眼压、青光眼。

（12）女性月经期。

（13）远视PTK。

第四节 术前检查与术前准备

一、术前检查

（1）常规全面眼科检查：裸眼远、近视力、最佳矫正视力（BCVA）、眼压、眼位、泪膜破裂时间（BUT）、角膜荧光素染色、眼轴（IOL - Master非接触晶体测量仪或A超等）、裂隙灯和检眼镜检查，散瞳后三面镜检查或间接眼底镜检查。

（2）屈光检查：综合验光、像差检查。

（3）角膜地形图检查：眼前节全景仪（Pentacam）系统评估角膜前、后表面形态（图2-1）。

（4）眼前节生物测量：角膜厚度、前房深度、晶状体密度。若PTK，行角膜混浊的深度测定。

（5）暗瞳直径测量（图2-2）。

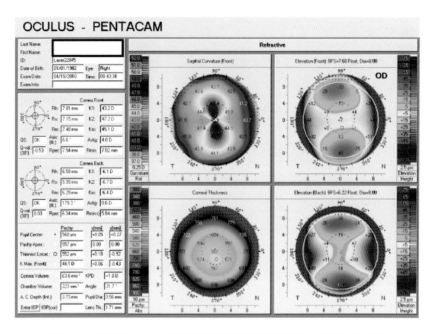

图 2-1 术前 Pentacam 系统评估角膜前后表面形态，排除圆锥角膜

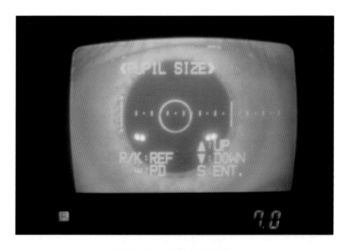

图 2-2 暗瞳直径测量

需要在相对固定的暗室环境下进行，我国对于暗瞳的检测尚无标准。国内大多数屈光手术病历写的"暗瞳 4~5 mm"，实际测量有误差，很少有这么小的暗瞳

（6）对比敏感度及眩光对比敏感度检查。

（7）老视检查（＞40 岁者）。

（8）主导眼测定。

二、术前准备

（1）术前 3 日起应用广谱抗生素眼水滴眼，如左氧氟沙星眼水、妥布霉素眼水，每日 4 次。

（2）轻度干眼者术前人工泪液滴眼 1～3 日，如羧甲基纤维素钠眼水、右旋糖酐眼水、玻璃酸钠眼水，每日 4 次。

（3）术前进行单眼注视训练。

（4）手术当日禁忌使用眼部化妆品。

三、手术器械

（1）准分子激光仪的准备：常规准分子激光仪术前维护与检测。

（2）Epi‑LASIK 微型上皮刀准备：维护、检测与调试。与 LASIK 一样，需要检测刀刃并走刀。图示为 Epi‑LASIK 专用负压吸引环（图 2‑3）。

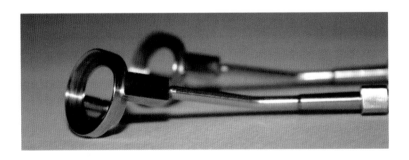

图 2‑3 Epi‑LASIK 专用负压吸引环

（3）LASEK 的基本器械：单纯两件套，即上皮环钻和上皮铲。上皮环钻可有微刃（50 μm、60 μm、70 μm）；上皮铲因形似高尔夫球杆俗称高尔夫铲。还可准备：乙醇贮环、上皮耙、上皮钩、上皮恢复器。（图 2-4）。

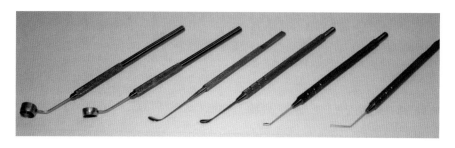

图 2-4　LASEK 手术器械上皮铲

从左至右分别为：上皮环钻（无刃）、上皮环钻（有刃）、上皮铲（大）、上皮铲（中）、上皮铲（小）、上皮钩

第五节　手术流程与技术

一、乙醇法准分子激光上皮瓣下角膜磨镶术

（1）常规消毒铺巾，冲洗结膜囊。

（2）0.4% 盐酸奥布卡因眼水表面麻醉，每 5 min 1 次，共 2 次。

（3）置上皮环钻（图 2-5）。上皮环钻直径可以选择 8 mm、8.5 mm、9 mm、9.5 mm 等。环钻的上皮刃 50～70 μm，上皮刃对上皮瓣的制作影响不大。远视手术时，宜选用 9.5 mm 的上皮环钻。

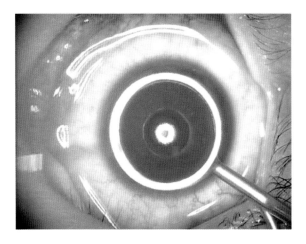

图 2-5 置上皮环钻

需汲干角膜表面的液体,避免稀释乙醇。无论有刃还是无刃
上皮环钻可轻微旋转施压,有助于上皮瓣边缘的整齐性

（4）乙醇浸润。置 18%～22% 乙醇于环钻内,浸润时间 10～15 s,
三角棉签吸干(图 2-6)。

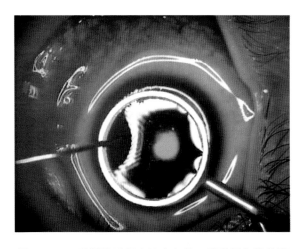

图 2-6 乙醇浸润过程中注意勿使乙醇溢漏入结膜囊

（5）平衡盐溶液(BSS)充分冲洗(图 2-7)。

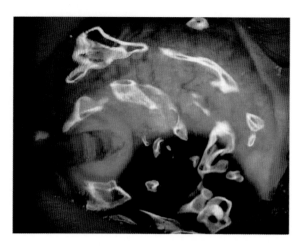

图 2-7 先用棉签汲干上皮环钻内的乙醇,冲洗时间
可缩短,避免过度冲洗损伤上皮

　　(6) 应用上皮铲(或上皮钩)沿环形痕迹轻轻分离上皮,可留基蒂于最适合术者操作的位置。上皮瓣可用上皮钩、大小上皮铲相互结合的方法,用钩、拨、铲等动作制作。上皮分离至蒂部时,将上皮瓣翻转恰如LASIK瓣一样(图 2-8～2-11)。

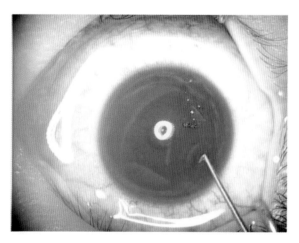

图 2-8 可先用上皮钩划出圆形边界,
有助于上皮瓣边缘整齐性

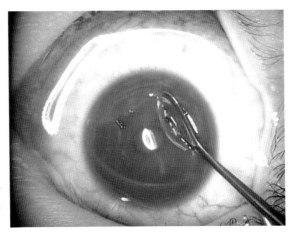

图 2 - 9
用大号上皮铲,轻柔分开上皮层-前弹力层。大号铲在上皮较松弛或浸润时间充分时更易快捷制瓣

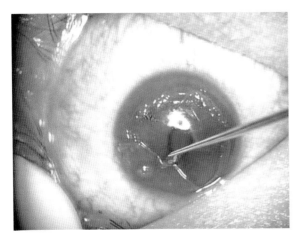

图 2 - 10
用小号上皮铲,以铲形动作轻轻分离上皮层-前弹力层。小号铲在浸润时间短时或上皮紧密时仍能发挥作用,对前弹力层-基质的机械性损伤更小

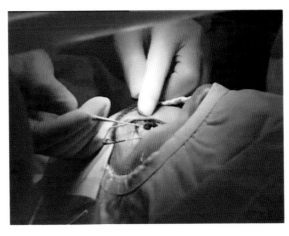

图 2 - 11
初学者需手腕自然放松,以示指和中指的力量进行细致操作

33

（7）三角棉签轻拭基质面（图 2 - 12），再行激光扫描。激光设计值与常规 PRK、LASIK 的设计值可保持一致，不作特别调整（图 2 - 13）。

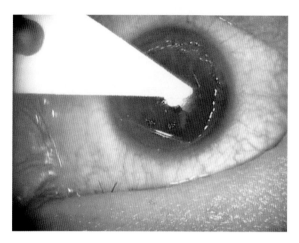

图 2 - 12　注意在上皮瓣蒂部的液体也要汲干，
避免激光扫描时液体干扰光学区

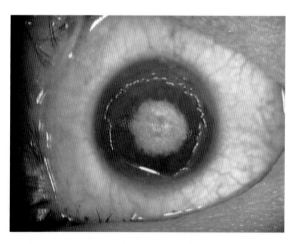

图 2 - 13　光学区暴露良好。可以观察到上皮瓣缘
锯齿，但不影响上皮瓣质量

（8）复位上皮瓣：BSS 冲洗基质面（图 2 - 14），"水复位"上皮瓣（图 2 - 15），干棉签修整上皮瓣边缘至沟缘清晰，瓣匀称覆盖于基质面上（图 2 - 16）。

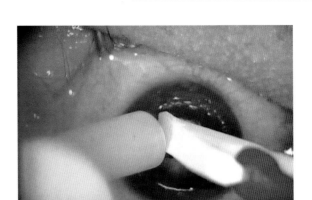

图 2 - 14 BSS 冲洗基质面

细小组织碎屑残留会影响复位后的上皮存活,需冲净

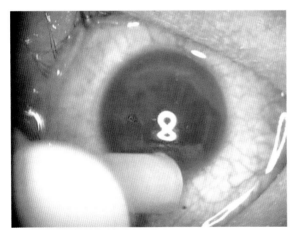

图 2 - 15 顺水推瓣

用水轻轻托起上皮瓣,顺水流将上皮瓣复位,无需其他器械帮助,即"水复位",创伤最小

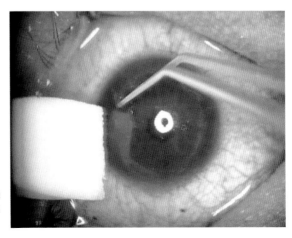

图 2 - 16 整复瓣缘

整理上皮边缘沟沿,用镊子轻提折叠处,用棉签向光学区轻轻"推"上皮瓣,而不是"拖曳"

（9）置角膜接触镜（图 2 - 17）。

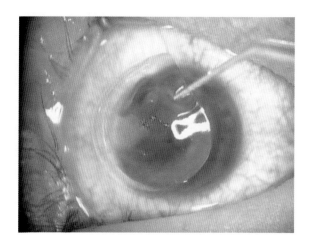

图 2 - 17　置角膜接触镜

置镜后,注意排空接触镜下的气泡,镜下气泡会使上皮瓣起皱或镜片滑动度增加

（10）下手术台,裂隙灯下复查上皮瓣和接触镜情况(图 2 - 18，2 - 19)。

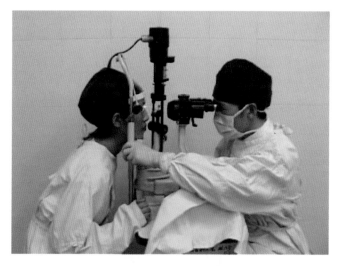

图 2 - 18　术后未出手术室时需在裂隙灯显微镜下观察上皮瓣与接触镜的位置

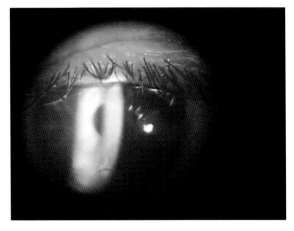

图 2-19 裂隙灯显微镜观察

术后即刻裂隙灯显微镜下观察，整个上皮瓣水肿很轻，6点钟边缘有小片缺损，不需要特别处理

一个娴熟的上皮瓣创建，如果不计乙醇浸润时间，从起边到留蒂获取完整上皮瓣，可仅需要 2～3 s。

二、微型上皮刀法准分子激光上皮瓣下角膜磨镶术

Epi-LASIK 上皮瓣制作与传统 LASIK 瓣制作相似。

（1）常规消毒铺巾，冲洗结膜囊。

（2）0.4％盐酸奥布卡因眼水表面麻醉，每 5 min 1 次，共 2 次。

（3）置负压吸引环（图 2-20）。

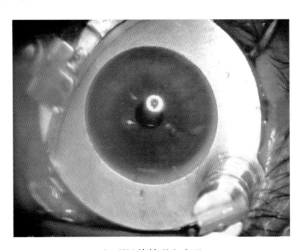

A. KN 旋转型上皮刀

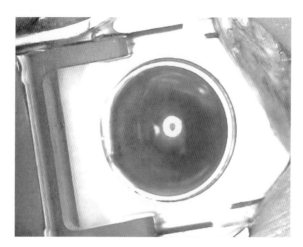

B. 水平直线型上皮刀

图 2 - 20 置负压吸引环

放置吸引环时与 LASIK 吸引环一样,要与角巩膜缘同心圆放置,若遇深低凹的术眼需注意内眦部对刀具的影响

(4)吸引:负压吸引到位或听到提示音。

(5)置刀和运刀:运刀前可在角膜表面滴 BSS。刀走到位后可先停负压,再后退刀(图 2 - 21)。

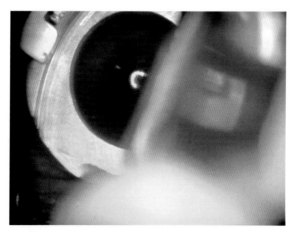

A

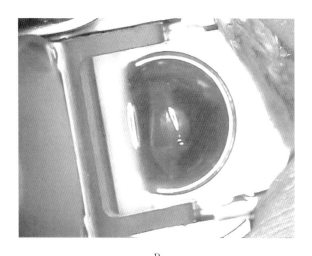

B

图 2 - 21 运刀与退刀

A. 旋转刀入轨,均匀进刀,这与 LASIK 是一致的,需在行进过程中观察上皮瓣成形的情况,若遇到特别阻力,即刻停刀 B. 水平型刀行进到边蒂部时,有时可观察到上皮瓣堆卷,可继续进刀

（6）上皮恢复器调整上皮瓣:充分暴露基质面(图 2 - 22)。

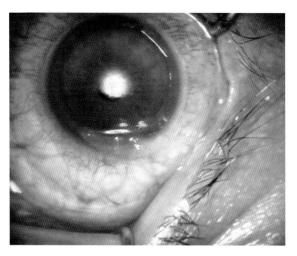

A

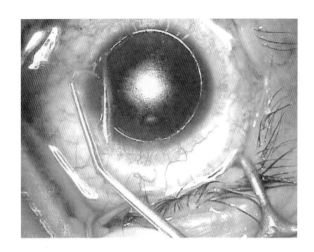

B

图 2-22 拨开上皮瓣，暴露基质面

A. 退刀必须在直视下进行，避免上皮瓣附在刀片上被撕脱。退刀后上皮瓣可堆卷在蒂部，也可在基质面，只需用显微复位器轻移即可　B. 水平型刀制作的良好完整上皮瓣，瓣缘清晰，蒂部宽度合适。用显微镊轻轻拨开上皮瓣，像制作 LASEK 的瓣一样

（7）准分子激光扫描（图 2-23）。

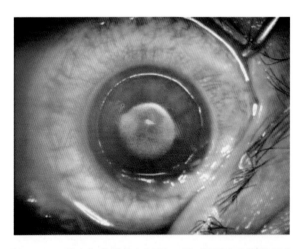

图 2-23 激光扫描时与 LASIK 一致，需观察角膜基质水化程度，对于超高度近视的 Epi-LASIK 可在术中浸润基质面 1 次

（8）复位上皮瓣：BSS 冲洗基质面，"水复位"上皮瓣（图 2 - 24）。干棉签修整上皮瓣缘至沟缘清晰，瓣匀称覆盖于基质面上（图 2 - 25）。

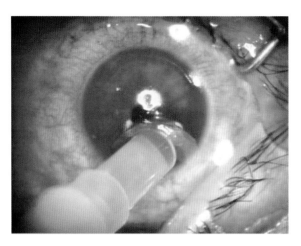

图 2 - 24　Epi – LASIK 的上皮瓣复位时，避免水流太急将上皮瓣冲裂，特别在蒂部的水流要控制好，湍急水流可致瓣游离

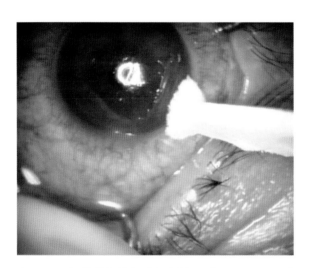

图 2 - 25　用棉签轻推角膜上皮瓣，一些 Epi – LASIK 复位上皮瓣的"脱垂"、"延伸"，需稍待片刻，水肿消退后瓣缘更妥帖

（9）置角膜接触镜（图 2 - 26）。

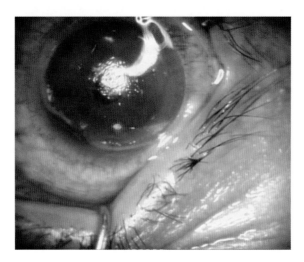

图 2 - 26　Epi - LASIK 的负压吸引可致结膜水肿。明显
的水肿会影响接触镜定位，注意在取开睑器
时，仍可能发生镜片及上皮瓣异位的情况

（10）下手术台，裂隙灯下复查上皮瓣和接触镜情况（同 LASEK）。

三、无浸润法准分子激光上皮瓣下角膜磨镶术

不用任何浸润药物直接以上皮铲分开角膜上皮层（无浸润 LASEK 或"0"秒 EK），也是 LASEK 的一种形态。"0"秒 EK 适合表层切削的补矫术，以减少上皮损伤，或上皮连接相对不紧密的角膜。

（1）常规消毒铺巾，冲洗结膜囊。

（2）0.4%盐酸奥布卡因眼水表面麻醉，每 5 min 1 次，共 2 次。

（3）应用上皮铲铲开中周部上皮，边铲边拨，直至分离到蒂部，可留基蒂于最适合术者操作的位置（图 2 - 27～2 - 30）。

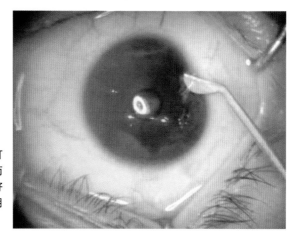

图 2 – 27
浸润时间越少的上皮瓣，周边可能呈锯齿状。对于"0"秒 EK 而言，目前强调光学切削区的良好暴露，其次是边缘整齐性。若用"撕"的方法，边缘会呈整齐线形

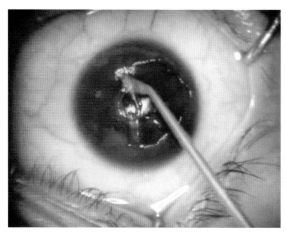

图 2 – 28
注意：上皮铲是插在上皮层与前弹力层之间，有插与铲的糅合动作

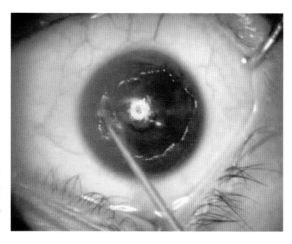

图 2 – 29
在分离上皮层的同时，兼轻翻的动作，让上皮瓣成形后翻卷，不被铲插的反复动作接触到，否则上皮易碎裂不成形

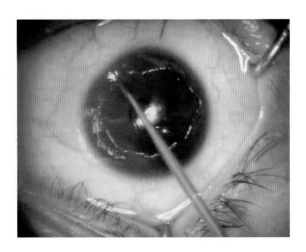

图 2-30　在扩大光学区时,可将上皮直接刮除

（4）准分子激光扫描:激光设计值与常规 PRK、LASIK 的设计值可保持一致,不作特别调整(图 2-31)。

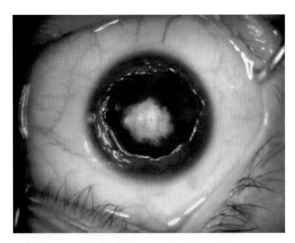

图 2-31　在激光过程中会观察到已翻卷的上皮呈干燥状态,必要时可略加 BSS 湿润

（5）复位上皮瓣:BSS 冲洗基质面(图 2-32)。"水复位"上皮瓣(图 2-33)。干棉签修整上皮瓣缘至沟缘清晰,瓣匀称覆盖于基质面上(图 2-34)。

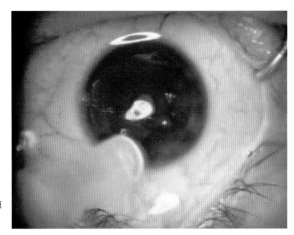

图 2 - 32
"0"秒 EK 的水复位基本与乙醇
LASEK 和 Epi - LASIK 一样

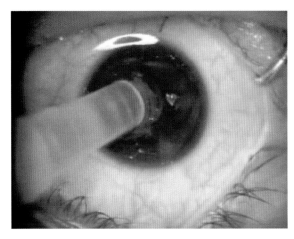

图 2 - 33
可以观察到上皮瓣皱卷较乙醇
LASEK 和 Epi - LASIK 更明显（因
为水肿不明显）

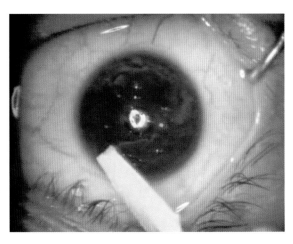

图 2 - 34
"0"秒 EK 的上皮瓣脱垂、延伸的
现象不多见。相反,大多数"0"秒
EK 上皮瓣瓣缘需要湿润后才扩
展至与瓣缘对合

（6）置角膜接触镜（图 2-35）。

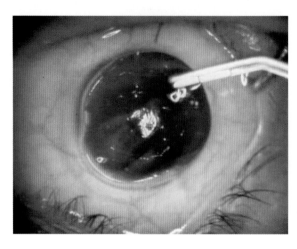

图 2-35

置镜时，显微镜下仍可观察到"0"秒 EK 上皮瓣缘的沟距较宽，表明上皮层水肿不明显

（7）下手术台，裂隙灯下复查上皮瓣和接触镜情况（同常规 LASEK）。

四、上皮瓣下准分子激光治疗性角膜切削术

利用 LASEK 类似的制瓣方式制作上皮瓣，然后用准分子激光治疗性角膜切削术（PTK）治疗基质病灶的术式，称 E-PTK。适用于外伤后角膜瘢痕、角膜白斑、角膜基质变性等角膜病灶（图 2-36）。

图 2-36

该病例角膜前基质混浊，在鼻侧有较致密瘢痕区，伴有不规则散光。适合 PTK

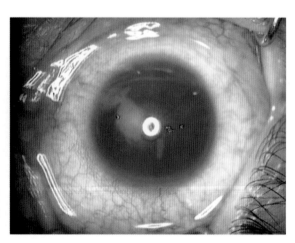

（1）置上皮环钻（图 2 - 37）。

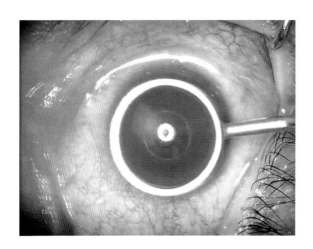

图 2 - 37　置上皮环钻于角膜中央

（2）注入 20％乙醇浸润 10～15 s，三角棉签吸干乙醇，BSS 充分冲洗（图 2 - 38～2 - 40）。

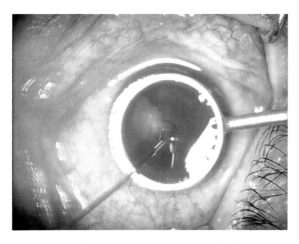

图 2 - 38　乙醇浸润时间可延长至 15 s，甚至更长（如 18 s）

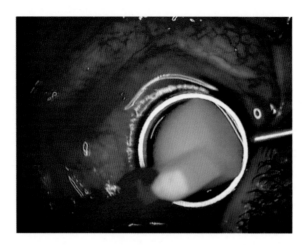

图 2 - 39　浸润时避免乙醇渗漏,冲洗前
先将乙醇汲去

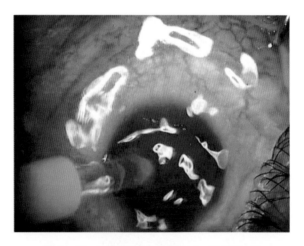

图 2 - 40　冲洗时间可略增加 2 s(浸润时间
较常规 LASEK 略长)

(3) 按照常规 LASEK 的方式制作上皮瓣,尤其注意病灶区的上皮分离,争取制作相对完整上皮瓣或大片上皮。刮除近光学区内残余上皮(图 2 - 41～2 - 45)。

(4) PTK 治疗(图 2 - 46)。

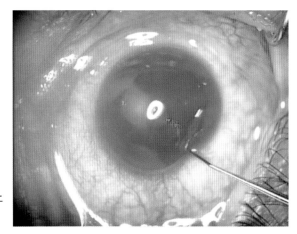

图 2 - 41
勾划上皮瓣边缘时,可用小号上皮铲或上皮钩

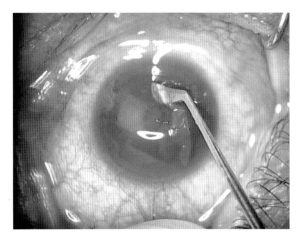

图 2 - 42
整个混浊区的上皮下均较粗糙,有"粒子"感,需轻柔铲分上皮层

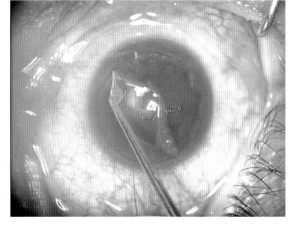

图 2 - 43
在混浊致密区,更需轻柔分离上皮层,此图显示把已分离的上皮瓣翻转,避免被铲分时的动作反复摩擦

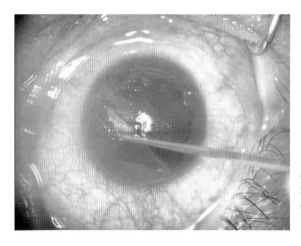

图 2 - 44
病灶致密区的上皮与基质粘连紧密，不必强求成形分离，切忌用力铲入基质。上皮连着瘢痕组织分出来，基质面显示光滑凹面

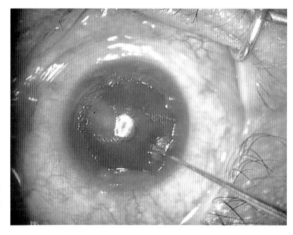

图 2 - 45
在清除残余上皮层时，注意时间控制，混浊角膜的水化程度较难控制

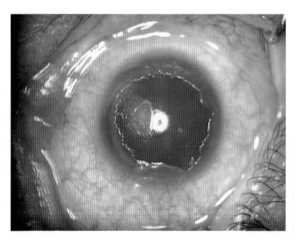

图 2 - 46
PTK 激光扫描完成后，可用 BSS 湿润角膜组织，有助于辨认混浊程度及病变（如颗粒状角膜营养不良）的残留情况，必要时可再补扫描 20～40 μm

（5）BSS 冲洗基质面，"水复位"上皮瓣，修整上皮瓣边缘，如病灶区上皮影响复位或已失去活性，则用显微剪除去（图 2-47～2-50）。

（6）置角膜接触镜（图 2-51）。

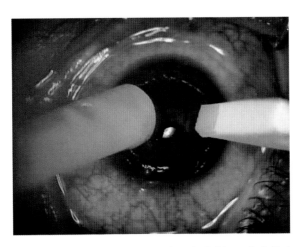

图 2-47　复位上皮瓣，注意不能留失活或坏死上皮瓣在角膜上，部分区域的失活上皮宜除去

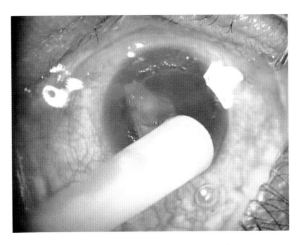

图 2-48　病灶致密区上皮瓣连着瘢痕组织，"水复位"宜水流缓慢

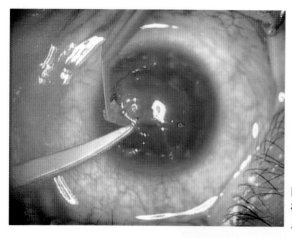

图 2 - 49
确认病灶致密区的上皮不合适留用,予以剪除

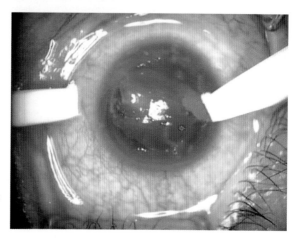

图 2 - 50
复位时略扩展,上皮瓣仍能较好地覆盖于创面

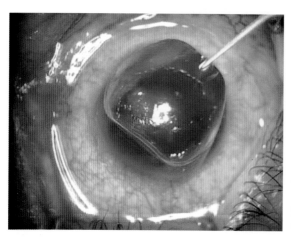

图 2 - 51
由于角膜过平或不规则,镜下气泡存留的概率增大,取开睑器前务必赶出镜下的气泡

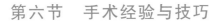

第六节 手术经验与技巧

一、术眼准备

无论 LASEK 还是 Epi-LASIK,特别在学习曲线早期,强调冲洗结膜囊时应用 BSS。禁忌碘伏结膜囊消毒,禁忌含防腐剂的表面麻醉剂使用过于频繁。

二、器械准备

LASEK、Epi-LASIK 的器械并不复杂繁琐,基本器械只要单纯的两件套,即上皮环钻和上皮铲。当然可备一套完整的 LASEK 器械,主要器械除上皮环钻和上皮铲外还包括上皮钩、上皮恢复器。对眼球震颤等患者,有些情况下也可用配有低负压吸引的上皮成形系统。

三、上皮刀选择

旋转型上皮刀制作的上皮瓣蒂位于上方,可能优势为:①可减少新生血管损伤而出血,因角膜新生血管多位于上方角膜缘(图 2-52);

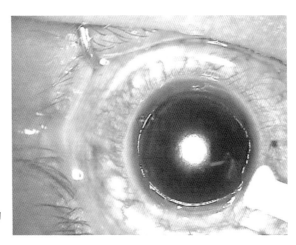

图 2-52
旋转刀(蒂垂直位,KN 上皮刀制作)

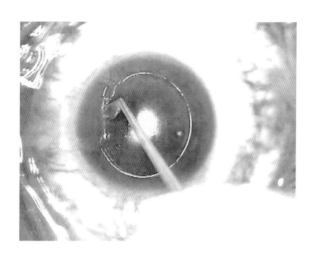

图 2-53　水平刀（蒂水平位，Amadeus Ⅱ上皮刀制作）

②可减少术后上皮瓣移位。虽然其他水平型上皮刀制作的上皮瓣蒂位于鼻侧，但目前没有上皮瓣的异常与蒂的位置有关的报道(图 2-53)。

四、上皮刀使用

娴熟掌握操作程序也是做好 Epi-LASIK 的前提之一。Epi-LASIK 的上皮刀系统有不同种类，需要配制专用刀片，如 CIBA Vison 和德国制造的微型角膜上皮刀，以及国内的微型角膜上皮刀。随着上皮刀不断改进，Epi-LASIK 的上皮瓣制作越来越稳定。

旋转型微型上皮刀可先启动负压吸引，然后置上皮刀头于吸引环轨上，确保负压吸引稳定到位，踩脚踏进刀；也可先将上皮刀装于吸引环轨上，再启动负压吸引及运刀。

至于水平直线型上皮刀，也可先以上皮刀入轨，置吸引环，启动负压，负压确认到位后进刀，做蒂于鼻侧。

五、上皮环钻

过去较注重上皮环钻的 $50\sim70~\mu m$ 上皮刃,但即使没有上皮刃,对上皮瓣的制作影响也不大。在小样本研究中我们也尝试用软塑套管改制的贮液器,同样可以顺利简捷地创建上皮瓣。

六、手术量设计

在激光手术量的设计上,我们曾经尝试:①比 PRK 的设计值减少 $5\%\sim10\%$;②轻、中度近视的设计值,LASEK、Epi - LASIK 较 LASIK 减少 0.25D～0.50D。经典的 PRK 在设计时为防止屈光回退所带来的问题,设计值与目标值之间为屈光回退留下空间。经典的 LASIK 在设计时考虑到角膜基质水化的影响,亦需适当考虑设计值的加量。LASEK、Epi - LASIK 的回退在大多数患者是很小的,甚至比 LASIK 稳定,因此当前的设计值不需要特别调整,与常规 LASIK 几乎一致。

七、上皮瓣活性

上皮瓣的上皮细胞活力是保证 LASEK、Epi - LASIK 优势的关键,我们务必自始至终围绕"高活力上皮瓣"这一核心。①乙醇浸润时决不能渗漏到结膜囊,一旦渗漏务必用 BSS 立刻冲洗。②乙醇浸润时间宜短不宜长,否则制瓣即使很容易,术后近期的刺激症状和远期的类似 PRK 的表现,意味着这是伪 LASEK。③不要尝试用更高浓度的乙醇。④完成浸润后的冲洗要充分,但亦避免空隙时间过长。⑤无论 LASEK 还是 Epi - LASIK,分离上皮瓣都要讲究轻捷。LASEK 中制上皮瓣浸润时间在 12～20 s 时,可用"类似超乳撕囊"来描述这一要领。浸润时间＜12 s,宜用"铲"的方法。⑥制瓣后不要做多余动作,一旦激光完成,立刻复位上皮瓣,"顺水推舟"借液体来复位,避免器械过多地接触上皮瓣。⑦Epi－LASIK 复位瓣的时间越短越好。LASEK 也一样,整个过程乙醇浸润、制瓣、激光、复位瓣的时间越短越好。⑧激光扫描过程中上皮瓣的保护:保持适度湿润;远视切削时可附加蒂部的保护。

国内外都有医师在未跨过学习曲线的早期阶段时就认为"与 PRK 一样,术后疼痛等不适也无异",也有医师抱怨 LASEK 的手术过程耗时太长,"半个多小时可以做多少 LASIK 啊"。与这些论点相反的事实是,一个成功的高活力上皮瓣,将得到与 PRK 不一样的体验;而一个娴熟的上皮瓣创建,如果不计乙醇浸润时间,从起边到留蒂获取完整上皮瓣,仅需要 2～3 s。无论旋转型还是直线型上皮刀,Epi－LASIK 上皮瓣制作时间与传统 LASIK 一致。目前国产 KN 旋转型上皮刀的制瓣时间可较短。

第七节　术中及术后处理

一、术中药物应用

(1)角膜 Haze 补矫者或首次手术有 Haze 的高危因素者在术中可应用丝裂霉素,浓度为 0.02%,浸润时间为 10～60 s,可调整。

(2)阻滞剂的使用:在不规则高度的角膜行 PTK 时可用到,如 Healon 等。

二、术后药物应用

(1)术毕结膜囊内点广谱抗生素眼水和激素眼水各 1 滴。常用如左氧氟沙星眼水和 0.1% 氟米龙眼水。

(2)当日起点广谱抗生素眼水和激素眼水每日 4 次,至随访取镜。

（3）次日复诊，了解症状，检查接触镜与上皮瓣情况。通常不会有明显的疼痛，常见的不适是异物感、流泪甚至显著的眼酸重感，一般不超过 6～8 h。大部分患者可以自然睁开术眼，没有结膜充血。注意术后明显的角膜刺激症状提示离真正的优化切削还有距离，术后用药需遵循 PRK 的常规。

（4）术后用药以梯度递减为好。在取除角膜接触镜后，也可采用短时间高频度激素眼水冲击的方法，以图最快时间内获得最好的有效视力。可从每日 6 次起，每 2 周减 1 次直至停药。特殊情况下作特殊调整，角膜反应和眼压高低可影响用药频率和时间。

（5）人工泪液每日 4 次，可用 3～6 个月，如羧甲基纤维素钠眼水、玻璃酸钠眼水等。

三、术后接触镜护理

LASEK 术后戴软性角膜接触镜，基弧可选择 8.4～8.8 mm，含水量与透氧性适中。国际上报道留置角膜接触镜 3～4 日，我们推荐留置期通常为 3～7 日。留置时间主要取决于上皮水肿区的情况，如果过早取镜，小片的水肿上皮太娇嫩，仍有可能因为眼睑的力量和眼球的运动而脱落，导致迟发的角膜刺激症状。Epi‐LASIK 的取镜时间可以在术后 1～5 日，视具体情形而定。必要时需换镜片（参见第二章第十节）。

第八节　主要并发症及处理

PRK 所具有的并发症理论上 LASEK、Epi‐LASIK 都有可能发生，但是由于实践中上皮瓣的活性不同，所表现的并发症程度可以不同，甚至可以避免。

一、术中并发症

由于 Epi‑LASIK 使用上皮刀，虽然使用的是钝刀片，仍需警惕上皮刀相关的并发症。

1. 角膜缘出血渗入上皮瓣下　长期配戴角膜接触镜角膜缘新生血管多者或上皮瓣偏大者，上方角膜缘的出血多见，也可见于下方。注意手术结束时确认将上皮瓣下的血液赶出(图 2‑54)。

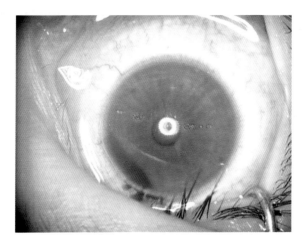

图 2‑54　上皮瓣下渗血

2. 上皮瓣游离　选环错误或进、退刀时对上皮瓣的牵拉等均可能发生上皮瓣游离，这样的上皮瓣直径通常偏小或蒂过小。

处理：妥善保护游离瓣，避免正反面错误或丢失。激光切削区域大于去上皮的基质面，可以 PRK 的方法刮去多余上皮，继续激光切削，然后复位游离的上皮瓣，注意不能冲洗太多，以免上皮瓣与基质的覆盖程度受影响。下手术台时需仔细复查，以免上皮瓣移位或皱褶。

3. 浅切或深切　浅切会使上皮瓣不完整，发生上皮纽或边缘锯齿状，以 PRK 方法刮除上皮即可继续激光扫描。但若深切到角膜基质，重要的原则是复位瓣,尽可能完善对位,3～6个月后行 PTK＋PRK。但位于光学区外的深切,继续激光扫描完成手术也是允许的,注意瓣复位时务必使这种上皮瓣与基质沟缘对齐。不规则的深切或者瓣的碎裂,术后将无法避免术源性散光。

4. 角膜切穿　非常罕见的严重并发症,需要按角膜穿孔伤的处理原则处理。

二、术后并发症

1. 疼痛等刺激症状　常规操作下成功的 LASEK、Epi－LASIK,其角膜刺激症状在 80％～90％的病例中与 LASIK 相近,通常不会有明显的疼痛。在患者的主诉中,异物感、流泪甚至显著的眼酸重感是比较常见的。

术后第 1 日的复诊中,大部分患者可以毫无困难地睁开术眼,也可以没有结膜充血。如果有患者因为适应证的原因双眼分别接受了 LASEK 或 Epi－LASIK 和 LASIK,术后次日可能出现 LASIK 的眼因为轻微结膜下出血而看起来不如前者的术眼那样安静。

PRK 术后疼痛显著,而 LASIK 则疼痛很轻。手术时用了表面麻醉眼水,无论 PRK,还是 LASIK 或 LASEK,都不会疼痛。手术后 PRK 在角膜上皮愈合前,一般在 8～72 h 内会有疼痛、畏光、流泪等不适。LASIK 的不适时间很短,通常 2～4 h 就无碍。LASEK、Epi－LASIK 由于保存了活的上皮瓣,比 PRK 的疼痛等不适显著减轻,愈合时间也减少。但上皮瓣有部分细胞在制作或复位过程中受创,需要时间复苏,疼痛不适比 LASIK 要多,时间介于 LASIK 与 PRK 之间,通常为 2～8 h。部分 PRK 术后上皮愈合在 8 h 以内,也可与 LASEK 症状一致。

但是要注意,LASEK、Epi－LASIK 仍不能在所有病例中完全避免术后的不适与疼痛。

2. 术后戴接触镜期间视力波动 虽然手术结束的即刻,LASEK、Epi-LASIK 可以立刻获得良好的视力甚至可达 1.0 以上,但在术后第 2～3 日,其视力可能不如 LASIK 后那样清晰稳定。可以调整激素和取换镜时间来加快有效视力的获得或维持。如果视力波动太大、角膜刺激症状持续或角膜上皮有新的水肿,毫无疑问需要更换镜片(图 2-55,2-56)。

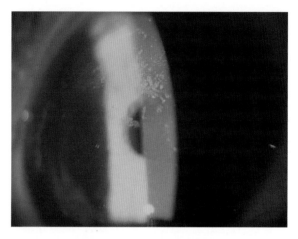

图 2-55 LASEK 后第 2 日,光学区局域性的上皮片状堆浮,可能与缺氧有关,需更换镜片

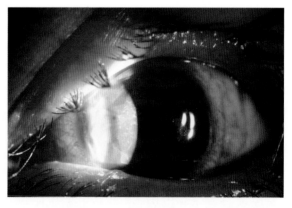

图 2-56 术后第 2 日,刺激症状重,上皮瓣较大部分如脂滴状堆浮,结膜充血,需立即更换接触镜片

3. 角膜上皮瓣异常　轻、中度瓣异常包括上皮水肿皱褶、滑动、小碎片,以及术后出现的迟发性上皮瓣局限缺损等,是上皮瓣脆弱性的体现。瓣游离、瓣溶解是中、重度瓣异常(图 2-57)。

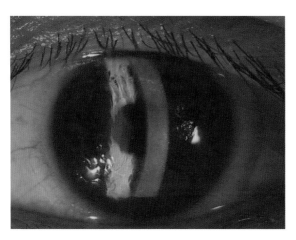

图 2-57　术后第 1 日,瓣缘角膜上皮轻度水肿,中央区相对透明,可见接触镜轻度水平移位

LASEK 上皮瓣的脆弱性远大于 LASIK 角膜瓣,仔细处理每一环节是保证良好上皮瓣的关键。术后出现的丝状角膜炎与上皮愈合过程中的基底膜稳定性有关,局部激素冲击有效。

术中出现上皮瓣重度异常的概率虽非常小,但如果发生,可有 3 种方案:①建议改行 PRK;②也可首选改期手术,仍行 LASEK;③若双眼手术,可行上皮瓣移植。

4. Haze 与屈光回退　相对 PRK 而言,LASEK、Epi - LASIK 有角膜上皮瓣的保护,可减少胶原增殖,减轻 Haze,屈光回退也相应减少。但对于高度或超高度近视的矫正,Haze 和屈光回退的解决尚需大样本的远期观察(图 2-58~2-60)。

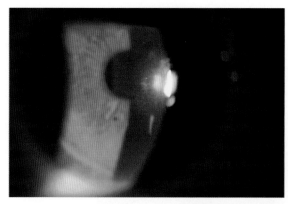

图 2 - 58 2 级 Haze
高度近视 LASEK 术后 6 个月

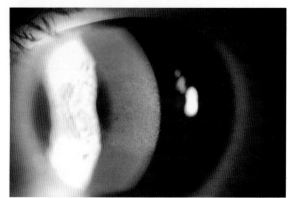

图 2 - 59
2＋级 Haze

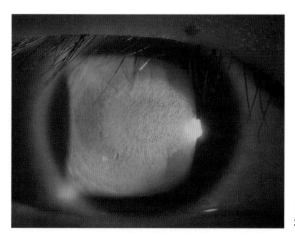

图 2 - 60
3＋级 Haze

处理:皮质类固醇激素局部冲击。如地塞米松妥布霉素眼膏每晚 1 次,及醋酸泼尼松龙眼水每日 8 次,连续应用 5 日,然后改成氟米龙眼水,每日 7 次,每 7 日减少 1 次,密切观察,可每 2 周随访 1 次。

5. **欠矫**　LASEK 的再次手术很少见。曾有 1 例 1 眼由于首次手术时设备气体原因,取除角膜接触镜时就发现欠矫。3 个月后再次手术,上皮瓣制作与首次毫无二致,术后轻度角膜刺激症状仍如首次手术一样,随访各项指标理想。就 PRK 而言,术后屈光回退是由于上皮增生以及新生胶原不规则且在上皮下沉积、黏多糖等成分沉积。在我们组内的观察中,LASEK 的低、中度近视屈光回退不明显,但高度或超高度者仍有一定回退。LASEK 再次手术的问题需要继续探讨。

Epi－LASIK 临床病例的补矫非常少。1 例 Epi－LASIK 病例补矫时采用"0"秒无浸润 LASEK 技术,上皮瓣成形良好,术后反应轻,观察 2 年效果稳定,无 Haze(参见第二章第五节)。

6. **激素性青光眼**　这是长期使用糖皮质激素眼水的潜在风险之一,应以预防为主。术后应定期测量眼压,一旦发现眼压升高,及时停用激素眼水,并请青光眼医师会诊。已经出现的青光眼,予以抗青光眼常规治疗。

7. **感染**　细菌或真菌感染为严重并发症,与手术过程中的无菌操作不当有关,也与角膜接触镜护理不当有关。及时做细菌、真菌涂片和培养,按抗感染原则进行治疗。病毒感染一般与手术操作无关(图 2-61)。

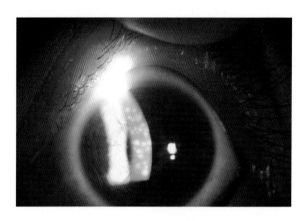

图 2-61　腺病毒感染

LASEK 术后 2 年,簇状角膜基质混浊。抗病毒眼水联合激素眼水后治愈

第九节　表层切削优势与局限性

一、表层切削优势

表层切削优势最大支撑点是活性上皮瓣。自身的高活力上皮瓣是天然的生理屏障,与 PRK 后裸露的基质面的创伤愈合有质的差别,抑制了创伤愈合反应过程中的某些导致 Haze 和屈光回退的细胞因子渗入与活化。无论是理论上还是临床回顾分析中,保留活性上皮瓣可使疼痛显著减轻、有效视力迅速恢复,屈光回退轻,Haze 显著减少,感染风险减低,使得安全性更有保障。其中,LASEK 与包含基质的 LASIK 瓣比较,微型上皮刀的瓣风险顾虑根本不存在,亦无从诱导板层刀制瓣的术源性散光;角膜生物力学获得最大保证;因为不用刀,经济上的成本减低,也有益于医患关系。

二、表层切削局限性

表层切削 LASEK/Epi‑LASIK 的最大局限性是切削深度有限。

LASEK 最大的缺点是迄今仍不能完全杜绝术后的疼痛不适。

LASEK 操作较 PRK 复杂,虽然上皮瓣的复位可以像 LASIK 角膜瓣一样简捷。

Epi‑LASIK 的操作程序与 LASIK 相同,这也带来一个问题:负压吸引等相对于乙醇法 LASEK 而言,又从简捷变为复杂。另外手术成本也可能增加。对玻璃体视网膜病变或因外伤或手术不能耐受眼压增高的患者而言,Epi‑LASIK 有其局限性。

第十节 表层切削临床示例

因为低度近视的表层切削效果非常理想,在本书示例中不予特别讨论。择要讨论下述病例。

一、中度近视相对薄角膜

患者,女性,31 岁,双眼近视,要求准分子激光手术矫正。体征:双眼前节(−),视网膜平伏,下方网膜周边少量变性区,未见明显裂孔。验光:OD−5.00DS=1.0;OS−5.00/−0.50×180=1.0。中央角膜厚度:OD 507 μm;OS 513 μm。行双眼 LASEK。手术参数设置:OD 光学区 6.25 mm;OS 光学区 6.25 mm。目标屈光度−0.25 DS。

术后评估:术后第 1 日,角膜上皮轻度水肿(图 2−62)。术后验光:OU plano=1.0

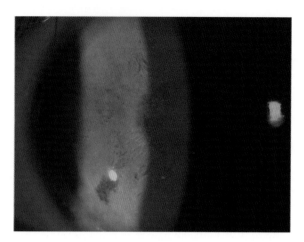

图 2-62　术后第 1 日,患者主诉无不适。角膜上皮轻度水肿,镜片位置及活动度好

　　讨论　该患者术前检查提示双眼相对薄角膜,虽然该类型患者也适合机械板层刀 LASIK 或飞秒 LASIK,但表层切削是首选。术后效果满意。

二、高度近视相对薄角膜

　　患者,女性,22 岁,自幼双眼近视,要求准分子激光手术矫正。体征:双眼前节(-),高度近视眼底,视网膜平伏,未见裂孔。验光:OD -12.25/-3.25×5=0.8；OS -10.75/-0.75×5=0.9。中央角膜厚度:OD 519 μm；OS 521 μm。行双眼 LASEK。手术参数设置:OD 光学区 5.75 mm；OS 光学区 5.75 mm。目标屈光度:OD -1.5 DS；OS -0.5 DS。

　　术后第 1 日,双眼角膜接触镜在位,上皮瓣在位无褶皱,瓣缘上皮轻度水肿,上皮瓣中央透明(图 2-63)。

　　讨论　即使是高度近视 LASEK 也可以不发生明显的 Haze 和屈光

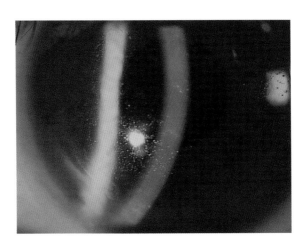

图 2 - 63　术后第 1 日,瓣缘上皮水肿

回退,该患者术后第 1 日术眼安静,接触镜在位,角膜上皮水肿很轻,光学区透明如术前,预示术后的角膜混浊不易发生。

　　角膜上皮细胞的新陈代谢是有规律的。保留的上皮必然会被新生上皮代替,但接近自然的更替,发生角膜基质细胞增殖的概率就少。若抛弃有活力的上皮瓣,裸露基质创面,炎症因子渗入和活化,会激活更多的角膜创伤愈合反应。

三、老视 LASEK

　　患者,女性,57 岁,双眼老视,要求准分子激光手术矫正。体征:双眼前节(一),视网膜平伏,未见裂孔。验光:OD 0/-0.25×110=1.2;OS-0.25/-0.75×100=1.0。右眼为主视眼,ADD=+2.50DS,近视力 0.2。中央角膜厚度:OS 546 μm。WASCA:OS Z(4,0)=0.022 μm(图 2 - 64,2 - 65)。手术参数设置:OS+0.50DS;Shotfile 光学区 6.25 mm。

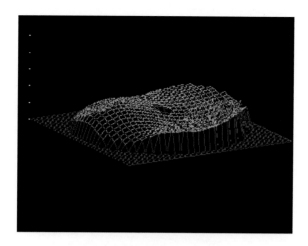

图 2-64　术前 3D 像差图

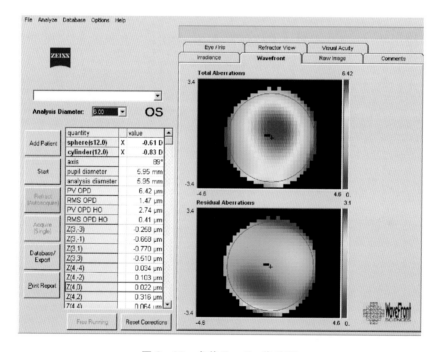

图 2-65　术前 Zernike 像差图

术后 UCVA：OS 远视力 1.0 近视力 0.6。WASCA：$-3.24/-0.43 \times 108$；$Z(4,0) = 0.868\ \mu m$（图 2-66，2-67）。

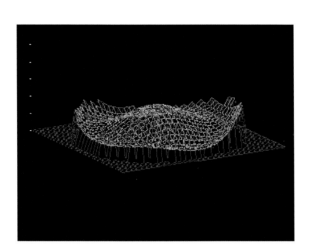

图 2 - 66 术后 3D 像差图

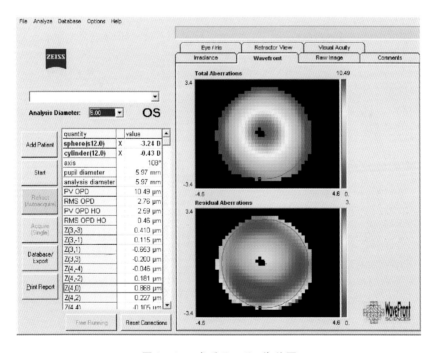

图 2 - 67 术后 Zernike 像差图

讨论 该患者以改善老视诉求就诊。Shotfile 是针对老视的一种切削模式,改变球差,增加焦深,从而达到远视力与近视力均佳的目的。这不是单眼视设计,可以兼顾远、中、近的视力要求。该切削模式的切削深度在 30 μm 左右,是表层切削的最佳适应证之一。手术效果十分满意。

四、中心岛地形图引导个体化切削

患者,男性,23 岁。外院行双眼 LASIK,术后右眼重影、眩光明显。双眼主觉验光均为 plano,裸眼视力均为 1.2。

Pentacam 地形图提示右眼中心岛。应用 TOSCA 程序进行预设计(图 2 - 68～2 - 70)及手术前后比较(图 2 - 71,2 - 72)。

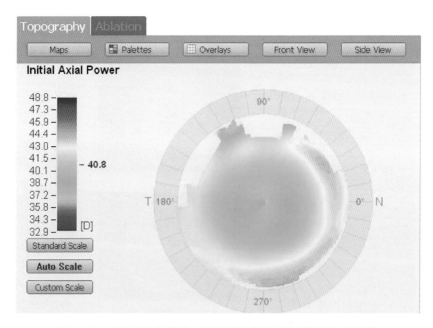

图 2 - 68 术前设计与模拟。可以调整参数以获得最优化的切削,并可调整切削组织的量

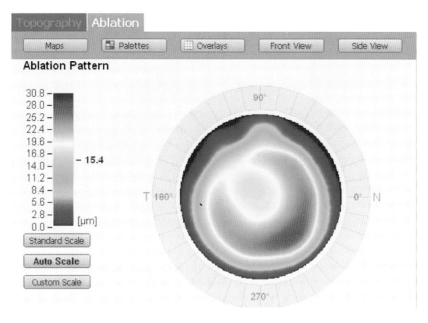

图 2-69 调整和模拟 TOSCA 切削

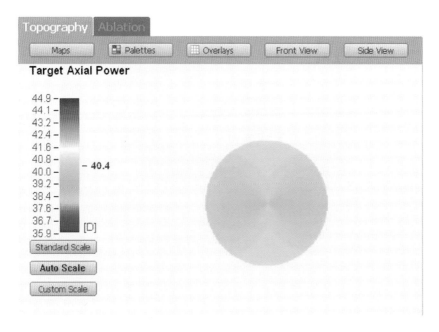

图 2-70 模拟切削后的角膜地形图

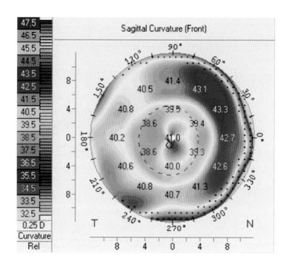

图 2-71　术前角膜地形图

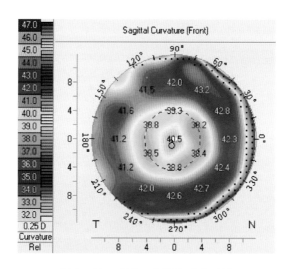

图 2-72　术后 2 个月角膜地形图

讨论　从角膜地形图看,手术前后视轴区屈光度仅改变 0.5DS,光学区似乎没有被扩大,但对患者而言,中心岛的矫正效果很明显,重影消失。

五、LASIK 术后像差引导 LASEK 补矫

男性,26 岁,右眼外院 LASIK 术后视物不清晰。视力:OD 0.5,主觉验光:$+0.75DS=1.0$。像差检查提示高阶像差 $RMSh=0.40\ \mu m$,彗差 $Z(3,-1)=0.398\ \mu m$,$Z(3,1)=0.989\ \mu m$。

这是表层切削的有实用意义的例子,避免掀开原来的瓣,减少风险,又避免基质瓣愈合时的新的瓣源性的散光或像差增加(图 2 - 73, 2 - 74)。

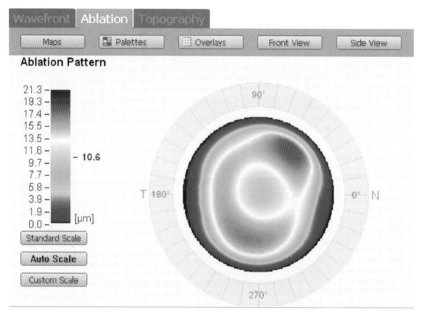

图 2 - 73 术中采用 WASCA 设置的切削量, 可以根据具体情况调整参数

Zernike Polynomials	
Zernike Term	Value
analysis diameter	5.25 mm
Z(2, −2)	0.218 μm
Z(2, 0)	−6.559 μm
Z(2, 2)	0.433 μm
Z(3, −3)	−0.115 μm
Z(3, −1)	0.398 μm
Z(3, 1)	0.989 μm
Z(3, 3)	−0.176 μm
Z(4, −4)	−0.078 μm
Z(4, −2)	0.071 μm
Z(4, 0)	−0.165 μm
Z(4, 2)	0.310 μm
Z(4, 4)	0.017 μm

Zernike Polynomials	
Zernike Term	Value
analysis diameter	5.25 mm
Z(2, −2)	0.269 μm
Z(2, 0)	−7.12 μm
Z(2, 2)	0.18 μm
Z(3, −3)	−0.153 μm
Z(3, −1)	0.006 μm
Z(3, 1)	0.369 μm
Z(3, 3)	0.002 μm
Z(4, −4)	−0.084 μm
Z(4, −2)	0.076 μm
Z(4, 0)	0.028 μm
Z(4, 2)	0.225 μm
Z(4, 4)	0.060 μm

图 2-74　手术前后 Zernike 系数变化

垂直彗差 Z(3, −1) 由术前 0.398 μm 减少至 0.006 μm，水平彗差 Z(3, 1) 由术前 0.989 μm 减少至 0.369 μm，高阶像差 RMSh 由术前 0.40 μm 减少至 0.17 μm。术后患者裸眼视力达到 1.0，症状消除

六、RK 术后 LASEK 补矫

患者，女，33 岁，双眼近视 10 余年，双眼曾行后巩膜加固术和 RK 手术。验光：OD 0.1，−5.75/−0.50×130＝1.0；OS 0.1，−5.00/−1.50×65＝0.9。中央角膜厚度：OD 604 μm；OS 589 μm。角膜曲率：OD 37.50/36.62@4；OS 36.75/35.87@22。LASEK 术中切削参数：OD 光学区 6.00 mm；OS 光学区 6.00 mm。深度 OD 88 μm；OS 85 μm。

术后：验光：OD 0.8，−0.75×90＝1.0；OS 1.0，+0.25/−1.25×90＝1.2。手术前后角膜地形图如图 2-75，2-76。

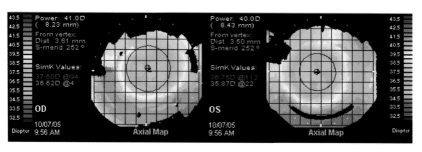

图 2 - 75　双眼 LASEK 术前角膜地形图（RK 术后）

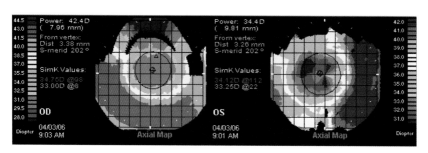

图 2 - 76　LASEK 补矫后角膜地形图

讨论　该病例是相对适应证,需谨慎！这类患者最安全的治疗是戴镜矫正。患者经历过前面几次手术,仍非常希望能摘掉眼镜,在与患者深入交流沟通后,选择 LASEK。这样的例子,是不适合 LASIK 的,也不适合 Epi - LASIK。

七、特殊情况的临床处理

1. Epi - LASIK 碎屑　Epi - LASIK 由于金属刀的关系,偶然可以见到上皮瓣下的碎屑,若存留较多时需冲洗,但不易冲净,光学区的金属碎屑可与术后眩光有关(图 2 - 77)。

2. 上皮延迟愈合　这种情形下不宜过早取镜,否则易致中央上皮缺如,角膜刺激症状重现(图 2 - 78)。

3. 瓣下方脱垂起皱　与术中上皮瓣的重度水肿和边缘失活有关。若起皱在光学区中央,需接触镜上施压予以平伏(图 2 - 79)。

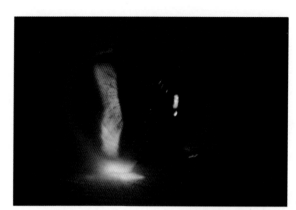

图 2 - 77　Epi - LASIK 碎屑

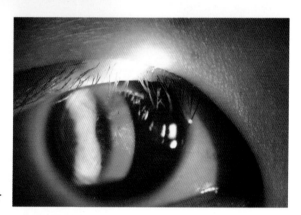

图 2 - 78　上皮延迟愈合

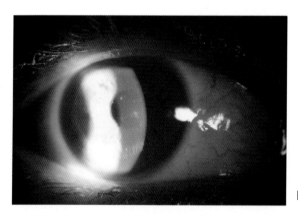

图 2 - 79　瓣下方脱垂起皱

　　4. 角膜基质混浊　可以行 LASEK 联合术中丝裂霉素应用,提高视力,改善眩光等(图 2 - 80, 2 - 81)。

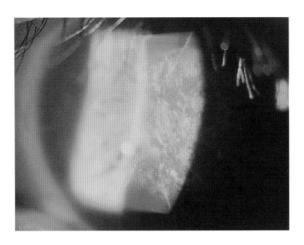

图 2-80　RK 术后行 PRK 补矫后的 Haze

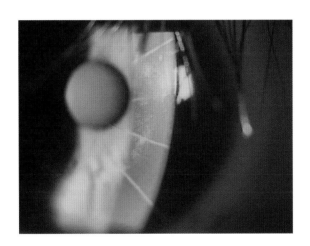

图 2-81　上图患者术后 Haze 显著减轻

5. 角膜外伤瘢痕、人工晶体植入术后高散　首选 LASEK，注意术中瞳孔定位困难时可调整切削中心（图 2-82）。

6. 角膜带状变性　可在上皮瓣下行 PTK 治疗（图 2-83）。

7. 角膜上皮堆浮　需及时更换接触镜（图 2-84）。

8. 角膜颗粒状营养不良　首选 E-PTK 术治疗（图 2-85，2-86）。

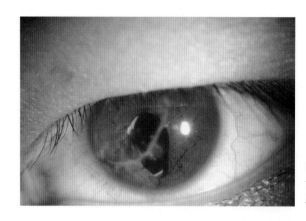

图 2‐82
角膜外伤瘢痕、人工晶体植入术后高散

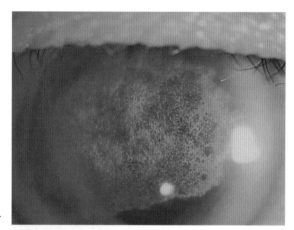

图 2‐83
角膜带状变性术前

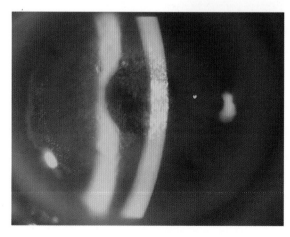

图 2‐84 角膜带状变性术后
　　行 E‐PTK 术后,中央部分上皮堆浮

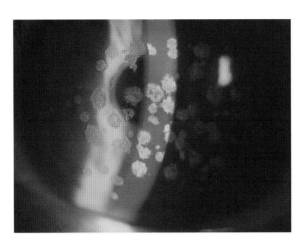

图 2 - 85　角膜颗粒状营养不良术前

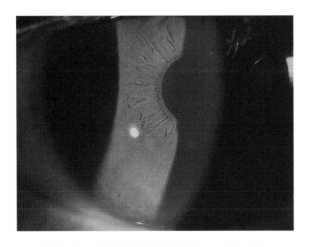

图 2 - 86　角膜颗粒状营养不良 E - PTK 术后

第十一节　表层切削相关研究

一、创建临床上皮瓣

以下探讨不同角膜上皮瓣成形器的作用，以缩短上皮瓣制作时间，提高 LASEK 上皮瓣的质量。

1. **方法** 同一手术医师完成两组年龄匹配的病例,均为 15 例 30 眼。分别应用 KN－上皮瓣成形器(A 组)及微型角膜上皮刀(B 组),比较术中上皮瓣制作时间、上皮瓣成形完整比例、上皮瓣异常及程度、术后有效视力恢复时间、术后疼痛与术后上皮瓣异常。

2. **结果** 两组在完全瓣比例上及上皮瓣边缘整齐性上无显著差别($P > 0.05$),但 KN－上皮瓣成形器组发生环钻移动和(或)乙醇漏溢的比例少,微型角膜上皮刀组则优在操作步骤少,费时相对略少。术后上皮瓣异常、疼痛等的比较未见显著差异。

3. **结论** 充分认知 LASEK 中上皮瓣成形器的利弊,有助于良好上皮瓣的快速制作。

二、早期临床上皮瓣异常

我们回顾 LASEK 的术中、术后出现上皮瓣异常 9 例 14 眼。其中男性 5 例 9 眼,女性 4 例 5 眼,平均年龄 24.5 岁。除 1 例 2 眼为远视(等效球镜＋7D),其余均为近视或近视散光:球镜度数为(-4.97 ± 2.93)DS,柱镜度数为(-0.83 ± 0.97)DC,等效球镜度数为(-5.40 ± 2.92)DS。术前 UCVA 为 0.14 ± 0.11,BCVA 为 0.96 ± 0.19。平均中央角膜厚度为 502 μm,平均角膜屈光力为 42.87D。术后用药与随访:术后 3～5 日取除角膜接触镜。应用 0.1%氟米龙滴眼水,第 1 周每日 4 次,每周递减 1 次至停药。

LASEK 的术中及术后上皮瓣异常类型包括上皮瓣游离、溶解、碎片、皱褶、滑动,术后 48～72 h 出现迟发性上皮瓣局限缺损和上皮层异物。与瓣异常发生相关的因素包括微环钻切上皮过浅、上皮瓣预制环过小、乙醇溶液浓度过高、溶液预置渗漏、上皮瓣中心区过干、冲洗性上皮损害、角膜接触镜过早取除等(表 2 - 1)。

表 2 - 1 LASEK 上皮瓣异常与原因

类型	眼数	原因	Haze
上皮瓣游离	2	环钻上皮瓣预制环过小	0 级
上皮瓣溶解	2	微环钻切上皮过浅、溶液预置渗漏	1 眼 2 级/1 眼 0 级
上皮瓣大片状碎片	2	乙醇溶液浓度过高、预置时间过长	0.5 级
上皮瓣皱褶	2	上皮瓣中心区过干	0 级
上皮瓣滑动	1	蒂仅 30°	0 级
角膜接触镜丢失	1	不详（眼睑痉挛）	0 级

术后 24 h 包括疼痛在内的角膜刺激症状比 LASIK 和不存在上皮瓣异常的 LASEK 重,但仍轻于常规 PRK。除远视病例失访外,近视及近视散光病例术后 UCVA 为 0.97 ± 0.31,BCVA 为 0.98 ± 0.17,BCVA 比术前增加 0.02 ($P > 0.05$)。残余屈光度为 (0.07 ± 1.38)D。Haze 除 1 眼(术前屈光度 -12DS)为 2 级外,均在 0~0.5 级之间。

三、乙醇浓度和时间对上皮的影响

我们亦进行动物实验,观察乙醇浓度和浸润时间对角膜上皮的影响,以指导 LASEK 中上皮瓣的制作。

1. **方法** 新西兰大白兔共 14 只,分成 7 组,每组 2 只 4 眼。用不同浓度乙醇浸润角膜上皮不同时间。第 1 组:10% 乙醇 30 s;第 2 组:20% 乙醇 30 s;第 3 组:30% 乙醇 30 s;第 4 组:40% 乙醇 30 s;第 5 组:20% 乙醇 20 s;第 6 组:20% 乙醇 40 s;第 7 组:20% 乙醇 50 s。锥兰染色观察角膜上皮活性以及病理改变。

2. **结果** 40% 乙醇浸润 30 s 可引起大部分角膜上皮坏死;10% 乙醇浸润 30 s 对角膜上皮活性影响不明显;20% 乙醇浸润 50 s 可引起较多的上皮坏死,而浸润 20 s 对角膜上皮影响小。观察病理 20%、30% 乙醇浸润 30 s 均出现细胞水肿和上皮下裂隙。

3. 结论 LASEK 中制作上皮瓣的乙醇浓度和时间均应恰当(表 2 - 2)。

表 2 - 2 不同浓度乙醇浸润不同时间下角膜上皮的病理改变

组别	浓度(%)	时间(s)	病理改变
1	10	30	改变不明显
2	20	30	基底细胞水肿,细胞间出现裂隙
3	30	30	基底细胞水肿,上皮脱离
4	40	30	细胞大片坏死脱落
5	20	20	改变不明显
6	20	40	基底细胞水肿,细胞间出现较大裂隙
7	20	50	细胞大片坏死脱落

从低浓度乙醇到高浓度乙醇,上皮经历一个水肿→细胞间出现裂隙→脱落的过程。相同浓度不同时间也经历了一个类似过程。10%乙醇浸润 30 s 与 20%乙醇浸润 20 s 病理改变不明显(图 2 - 87,2 - 88);20%、30%乙醇浸润 30 s 与 20%乙醇浸润 40 s 病理改变以基底细胞水肿、细胞间出现裂隙为主(图 2 - 89～2 - 91)。而 40%乙醇浸润 30 s 与 20%乙醇浸润 50 s 病理改变以细胞坏死为主(图 2 - 92)。

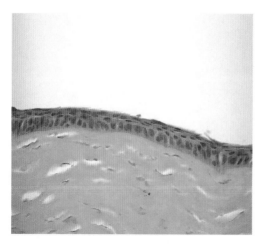

图 2 - 87
10%乙醇浸润 30 s 上皮变化不明显

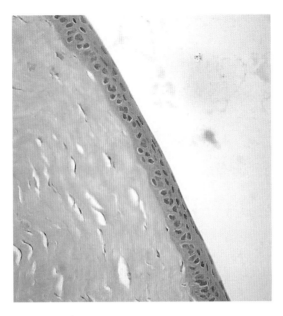

图 2 - 88 20%乙醇浸润 20 s 上皮变化不明显

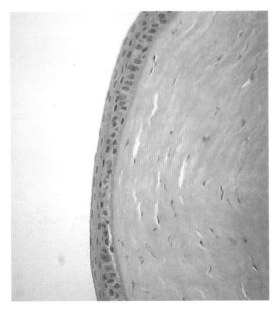

图 2 - 89 20%乙醇浸润 30 s 基底细胞水肿,基底膜与
基底细胞间出现裂隙

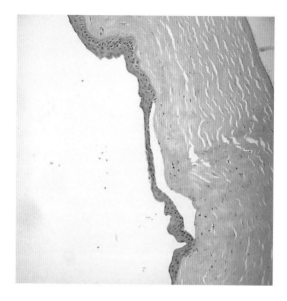

图 2 - 90   30%乙醇浸润 30 s 上皮成片剥离

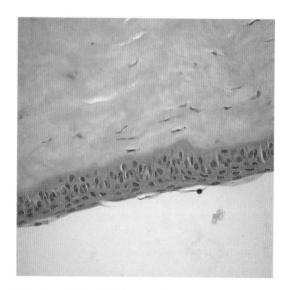

图 2 - 91   20%乙醇浸润 40 s 基底细胞水肿,基底膜与
基底细胞间出现裂隙

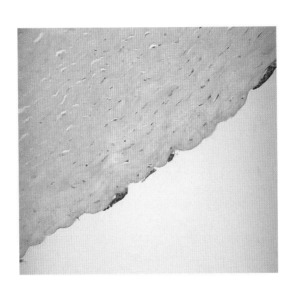

图 2 - 92　20％乙醇浸润 50 s 上皮细胞脱落

只有活性上皮瓣才能显示 LASEK 的优越性。LASEK 关键是制作具有生物活性的角膜上皮瓣。成活的上皮瓣可抑制局部炎症反应，如同烧伤术后的植片作用；坏死的上皮瓣可加重局部炎症反应，如同尚未清创的伤口，影响上皮愈合。严格把握乙醇浓度和浸润时间，从角膜上皮活性需要的角度而言，乙醇浓度越低，浸润时间越短越好；从角膜上皮瓣制作要求的角度而言，角膜上皮与前弹力层之间要松弛，而细胞之间连接却要保持相对紧密。我们的动物实验表明：20％乙醇浸润 30 s、40 s，30％乙醇浸润 30 s 均符合要求。考虑到人眼和兔眼角膜有较多不同，如兔眼无角膜前弹力层，而且临床上制瓣过程本身也存在不同程度损伤（与医师技术有关），提示临床上 LASEK 上皮瓣制作乙醇浓度宜在 20％左右，浸润时间宜短。

在手术医师技术提升的基础上，我们尝试将 20％乙醇浸润时间缩短至 10 s，仍可获得结构完整且连续的角膜上皮瓣，术中可见上皮瓣几乎透明,无明显延展变形,病理学观察证实上皮瓣细胞结构清晰完整,提示具有良好的生物活性(图 2-93,2-94)。

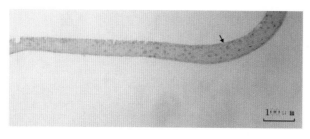

图 2-93

20%乙醇浸润角膜上皮 10 s 制作上皮瓣(HE 染色低倍光学显微镜下所见)

角膜上皮瓣连续性好(箭头所示),各层细胞形态完整,表面较光滑

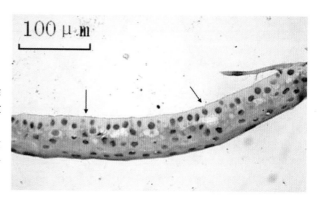

图 2-94

20%乙醇浸润角膜上皮 10 s 制作上皮瓣(PAS 染色高倍光学显微镜下所见)

基底膜清晰且连续,呈深染均质线状物质(箭头所示)。基底细胞(单层柱状形态)呈轻度肿胀,体积增大,排列仍紧凑

四、角膜上皮基底膜的作用

角膜基底膜的厚度约为 150 nm,在光学显微镜下 PAS 染色为深染均质物质(图 2-94)。在透射电子显微镜下可见透明层(50 nm)和致密层(60～90 nm)。基底膜主要成分为 Ⅳ 型胶原、层粘连蛋白、硫酸乙酰肝素蛋白多糖等。含有 Ⅶ 型胶原的锚原纤维与前弹力层中锚块连接可起固定作用,半桥粒和上皮基底细胞连接则用来黏附上皮细胞。

在扫描电子显微镜下,基底膜由许多纤维交织成隆凸并与大小不同的孔洞混杂而成,呈绒毯状,这一结构与其维持上皮细胞功能及促进其创伤后的修复有关。

姚佩君的硕士学位论文进行了上皮瓣研究，提示 LASEK、"0"秒 LASEK、Epi-LASIK 等均可获得临床意义的良好上皮瓣。

比较 3 种上皮瓣基底细胞形态。无浸润上皮瓣中基底细胞的细胞器无皱缩（图 2-95）；乙醇浸润上皮瓣中细胞器尤其是线粒体肿胀明显（图 2-96）；微型上皮刀法上皮瓣也有轻度细胞器肿胀表现（图 2-97）。

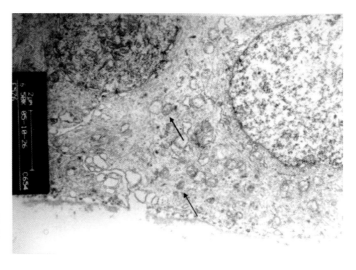

图 2-95
透射电镜下无浸润上皮瓣细胞结构，可见形态正常的线粒体（箭头所示）

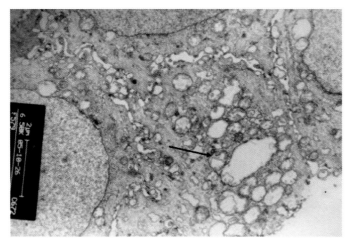

图 2-96
透射电镜下乙醇法上皮瓣基底细胞结构，可见肿胀细胞器，如线粒体（箭头所示）

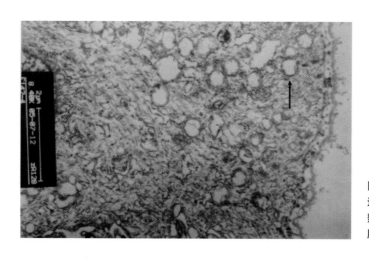

图 2－97
透射电镜下机械法上皮瓣基底细胞结构,可见肿胀细胞器(箭头所示)

第十二节　表层切削的探讨空间

优化表层切削仍有很多地方有待探讨,特别是对于上皮瓣活力的"死与活"、上皮瓣本身的"留与弃"、瓣厚度相关的"上皮层与上皮－前弹力层"等,一直在努力拓展空间。又如术后的有效视力和疼痛问题,大多数早期的文献都表明手术后疼痛明显,术后视力恢复相对较慢,而且不够稳定。早期有文献比较 LASEK 与 PRK,结论是"PRK 恢复更快,疼痛更轻",但这些文献在方法学上存在缺陷;近年的比较"去"上皮瓣与"留"上皮瓣的症状和修复的文献,也有提出不保留上皮瓣更好。对于这些问题,重点要看方法是否正确,只有方法正确,结果才可信。如果所用对照组采用的方法导致上皮瓣失活,那么结果和结论就不可靠。保留活力上皮瓣可显著减轻术后症状,提高有效视力的恢复速度以及减少 Haze 风险,相信随着综合保护技术的改善还可再进步。又如大部分表层切削术后的激素应用时间仍较长,因为参考了过去 PRK 的用法,但长时间的糖皮质类固醇激素应用存在高眼压甚至青光眼的风险,最佳激素治疗时间也值得探讨。相比 LASIK 对角膜生物力学的影响，表层切削后角膜扩张的风险很小，但也需要对角膜前后表面形态作进一步的细致研究。

在表层切削出现"回归"的今天，飞秒激光也在探索制作更薄的接近前弹力层的瓣，这将给上皮瓣技术和薄瓣技术更大的包容性，可以期待飞秒 SBK、优化表层包括 LASEK 和 Epi-LASIK 有更好的前景。优化表层切削包括 LASEK/Epi-LASIK 和飞秒 SBK，均有赖于综合的上皮瓣保护技术，这是一个追求最佳的角膜创伤愈合的过程，仍然需要不断探索。

第三章

有晶体眼屈光晶体 ICL 手术

第一节 概 述

屈光矫正手术的两大靶组织是角膜和晶状体,三大空间是前房、后房及潜在的角膜层间。完美的屈光手术最好对眼屈光间质是无创的或尽可能的微创,无论是切开、切削和切除类的"减法"手术还是植入类的"加法"手术,最好是:①角膜组织不丢失或微量丢失。②角膜基质的生物力学不受创伤或几乎无变化。③角膜内皮不受影响或很少受影响。④角膜神经和知觉不受影响、泪膜功能不受影响。⑤晶状体不受影响或很少受影响。⑥房角等眼内组织和眼压不受影响。⑦具有可逆性。

对于超高度近视而言,微创且可逆、简捷且安全的术式首推有晶体眼屈光晶体植入术。人眼晶体的平均屈光力是 19.11D,提示越接近这一度数的近视越应该选择晶体手术。保留自然晶体的屈光晶体植入术相对于过去的晶体置换术,最重要的是保留了生理调节力,而透明晶体摘除联合人工晶体植入术则有丧失调节力、导致视网膜脱离和黄斑囊样水肿等的顾虑。

高度近视矫正选择屈光晶体手术的最大受惠组织是角膜。一方面从角膜生理和病理角度来看,角膜完好无损的特性值得尊重。近视是全眼球的屈光力与眼轴匹配的误差，有什么理由把手术只选择在角膜上呢？更何况高度近视的矫正手术，是角膜不能承受之"深"。高度近视、相对薄角膜或不能接受角膜切削的近视，准分子激光手术后可能出现对比敏感度下降和屈光回退，或是激光角膜手术禁忌证者，可选择屈光晶体植入术。另一方面，角膜的平均屈光力为 43.05D，当前的筛查标准下 >49D 的角膜有圆锥角膜的顾虑，而 <37D 的角膜实在是太平了（尽管还未发现过平的角膜与过陡的角膜一样存有风险），因此即使仅改变角膜的陡峭或平坦的程度而不考虑角膜厚度等其他因素，减低的度数或增加的度数也许最好 <6D，超过这一度数时，角膜手术是否作为首选需要斟酌和综合考虑，选择晶体手术方案的可行性随度数升高而增加。如果加上 6D 的 50％(3D)即为 9D，超过这一区间的角膜切削在未来会提倡吗？未来的循证医学可能会在超过 -10D 的高度近视矫正中首选屈光晶体植入手术。

有晶体眼屈光晶体植入作为一个矫正高度近视的方法，在国内已开展多年。我们是 2003 年 7 月开始开展屈光晶体手术的，感谢姚克教授指导我们开展前房角支撑型屈光晶体(Phakic 6H)研究。后来我们尝试虹膜固定型屈光晶体(Verisyse)，王晓瑛教授 2005 年在《中华眼科杂志》上发表了有关屈光晶体放大率的论文。在 2007 年我们开展了后房型屈光晶体 ICL 手术，非常感谢沈晔教授的帮助和指教，他最先在国内开始关于 ICL 的探索，工作全面而扎实。

后房型有晶体眼屈光晶体的研究 1986 年由 Fyodorov 最早开始，几经升级换代。自从 2006 年后房睫状沟型屈光晶体 ICL 通过了我国食品药物监督管理局(SFDA)的认证以来，发展速度之快出乎预料，已经在当前的屈光晶体领域一马当先。

最开始，对有晶体眼屈光晶体植入矫正高度近视的安全性有较多的顾虑,如角膜内皮失代偿、白内障、青光眼、视网膜脱离和感染等严重并发症,一旦出现就可能导致近期及远期的视力损害。随着相关文献对后房型屈光晶体 ICL 的有效性、安全性、稳定性和预测性等作出肯定的评价后,当前主要关注的是术后视觉质量如眩光和夜视力。这与准分子激光矫正近视的发展轨迹何其相似,同样表明后房型屈光晶体 ICL 手术已经步入相对的成熟期。

高度近视眼发生视网膜脱离的风险要高于正常眼,以 ICL 手术为代表的屈光晶体植入术是否增加视网膜脱离的发生率呢? 事实上,从现有的比率来看,由于术前细致的散瞳后眼底三面镜检查可检出视网膜变性和裂孔,采取激光封闭视网膜裂孔等措施,屈光晶体术后发生视网膜脱离的比率是非常低的,低于未被筛查的群体。这一点也与国内对 LASIK 的认识过程一致。当年对于高度近视 LASIK 后的视网膜脱离,至少曾有相当一部分医师认为是 LASIK "不安全" 的表现,而今,这一认识上的误区早已被纠正。

前房型屈光晶体可能有潜在的对角膜内皮的损害,一旦发生,丢失的内皮细胞不可弥补。后房型屈光晶体对角膜内皮也有潜在影响,但与角膜内皮的距离较远,相对风险减少。后房型屈光晶体对自然晶体的影响要大于前房型屈光晶体,也是目前最大的顾虑之一。若发生自然晶体混浊,混浊的晶体是可置换的。权衡之下,后房型屈光晶体受到的欢迎多于前房型屈光晶体,相信这也是后房型屈光晶体 ICL 手术近年崛起的因素之一。

ICL 是 STAAR 公司的第 4 代后房睫状沟型镜片(implantable contact lens, implantable collamer lens。中文名也可直译为可植入接触镜等),由 Collamer 材料制成,这种材料是由连接胶原和可吸收紫外线的发色团制作而成,以多聚 HEMA 为基础的共聚物,具亲水性、良好的光学性能和生物相容性,可以矫正高度近视和远视。ICL 材料的特殊性,使之成为目前相同屈光度的屈光晶体中厚度最薄者之一,且在扫描电子显微镜下呈现出良好的表面规则性和光滑性,是 ICL 成为有晶体眼后房型屈光晶体首选的因素之一。ICL 后表面与自然晶体间的良好拱高可以减少白内障的发生。ICL 前后径线短,可折叠并由小切口植入。ICL 光学部直径 4.65～5.5 mm(长度跟晶体在不同的溶液中有关),标记度数从－3D～－23D(实际矫正＜－20DS)以及从＋3D～＋23D(实际矫正＜＋10DS),这样的矫正幅度足以满足大多数高度屈光不正的临床需求。

屈光晶体植入术后不存在角膜光学区的创伤愈合反应和角膜应力的变化,且有证据表明,以 ICL 为代表的屈光晶体植入术的术后视觉质量优于激光角膜屈光手术。由于良好的预测性、稳定性以及手术操作的简捷微创,有效视力恢复非常迅速,术后术眼屈光度数稳定,视力明显改善,高度近视患者的满意比率以及满意分值甚至大于行常规准分子激光手术的中、高度近视患者,可谓"雪中送炭",胜于"锦上添花"。

当然,作为眼内屈光矫正手术,有晶体眼屈光晶体植入手术的安全性仍然是最基本的要求。

第二节　屈光晶体类型

按照晶体固定的空间和方式,当前有晶体眼屈光晶体主要分为 4 类:前房型中的房角支撑型、虹膜固定型和后房型中的睫状沟固定型、睫状沟悬浮型(图 3-1～3-3)。前房角支撑型屈光晶体曾以 Phakic 6H 为代表,后因其术后易发生角膜内皮失代偿的问题,应用已较少。虹膜

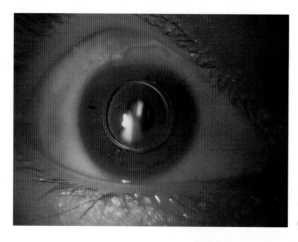

图 3-1
前房角支撑型屈光晶体 Phakic 6H

图 3-2
虹膜固定型屈光晶体 Verisyse

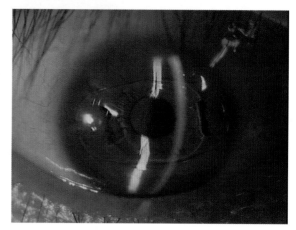

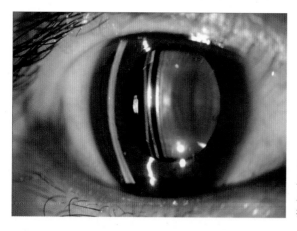

图 3-3
后房型屈光晶体 ICL,扩瞳后可见 ICL 与自然晶体之间的良好拱高

固定型屈光晶体安全有效,可能因其角膜内皮和虹膜损伤等顾虑,近年来增加幅度相对小。后房型有晶体眼屈光晶体特别是 ICL 因其设计特点以及良好的安全性和稳定性,国内自 2006 年以来临床应用不断增加。PRL 在国内的应用也已开始并有较好的效果。

STAAR 公司第 4 代(V4)ICL,由 Collamer 材料制成,组织相容性良好,紫外线吸收物质聚合在其分子链中,设计上的另一特色是在植入后 ICL 后表面与自然晶体前囊有间隙即形成合适的拱高。ICL V5 正在研制中。

ICL V4 为矩形单片可折叠式,宽 7.0～7.37 mm。近视 ICL 片总长度有 11.5 mm、12 mm、12.5 mm、13 mm 4 个规格,光学区直径 4.65～5.5 mm。远视片总长度有 11 mm、11.5 mm、12 mm、12.5 mm 4 个规格,光学区直径一般为 5.5 mm。ICL V4 比 ICL V3 增加了 0.13～0.21 mm 的拱高(根据屈光度的不同而不同)。近视片是平凹形的(前表面平),远视片是新月形的(前表面凸)。ICL 屈光度范围为 －3D～－23D 及＋3D～＋23D,可以矫正大部分高度近视或远视。

第三节　手术适应证与禁忌证

一、手术适应证的原则

(1) 常规适应证是超高度近视,角膜屈光手术受限制的近视、散光和远视。理论上,高度近视、有矫正愿望、经知情同意、不宜或不愿做准分子激光手术(如角膜薄)、无其他眼部病变、无全身系统性疾病者均适合屈光晶体手术。

(2) 结合我国高度近视患病率高的国情,有些患者即使只有－8D 或－10D 左右近视,但有减少球差和保持暗视力要求的也可以考虑 ICL

植入,部分相对性薄角膜以及 LASIK 基质瓣风险高,又不符合表层切削者同样可以考虑。需明白这一手术有内眼手术的固有局限性,且与表层切削或飞秒激光手术一样,ICL 不改变高度近视的病理生理过程,也不能逆转术眼存在的病理改变。需谨慎、综合地分析患者的具体情况。

(3) 在联合术式中的作用有待积极探讨,如 ICL＋LASEK、ICL＋LASIK。

(4) 是否作为高度近视的首选还取决于手术医师的综合眼科素养和眼显微外科技能。如在学习曲线早期的屈光外科医师,应该更严格地选择适应证,减少患者的潜在风险。超乳技能娴熟的医师则需在学习曲线早期重视准分子激光在光学矫正中的成熟性,明确角膜切削与眼内晶体手术的辩证关系。

(5) 与其做一个"完美矫正度数"但眼内参数条件比较勉强(如前房偏浅)的屈光晶体手术,不如做一个度数有残留但能符合患者实用视力要求与期待的"矫正度数欠理想"的准分子激光或飞秒激光手术。

(6) 在衡量 ICL 植入的必要性和患者远期效益/风险比时务必考虑年龄、自然晶体、前房等因素。如 20 岁植入 ICL 与 45 岁植入 ICL 相比,前者预期 ICL 眼内时间明显长于后者,发生并发症的概率也越大;而对于后者,自然晶体与年龄相关的变化已经开始,调节功能也已减退,而且高度近视本身也易较早发生白内障,即发生白内障的潜在顾虑增大。即使是微创手术,手术本身也可导致白内障发生。因此年龄过小或过大时,ICL 植入的优点就不易给患者带来帮助。

二、手术适应证

(1) 必须是精神心理健康者,具备合理的摘镜愿望和合适的术后期待心态。

（2）21 周岁≤年龄＜45 周岁。

（3）近视－3D～－20D、散光≤5D；远视＋2D～＋10D。常规检查角膜无异常、房角结构无异常、眼压正常。

（4）前房深度≥3 mm（图 3－4）。

（5）角膜内皮细胞计数＞2 500/mm^2。

（6）各类激光手术残余的高度屈光不正的补矫。

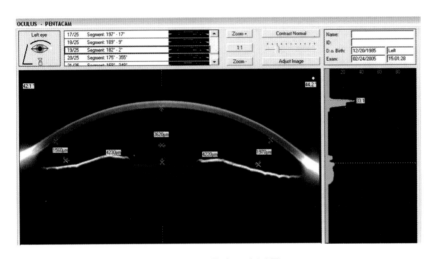

图 3－4 前房深度测量

三、手术绝对禁忌证

（1）未经心理或精神科会诊并签署允许手术等意见的精神心理异常者，不能理解手术风险者。

（2）眼及眼附属器活动性炎症、肿瘤。

（3）角膜变性或角膜内皮细胞计数＜2 000/mm^2。

（4）已明显影响视力的晶体混浊。

（5）女性孕期和哺乳期。

（6）视网膜脱离以及未经激光封闭的视网膜裂孔。

（7）葡萄膜炎病史、色素播散综合征和晶体囊膜假性剥脱综合征。

（8）未控制眼压的青光眼。

（9）全身患有结缔组织疾病和自身免疫系统疾病，如系统性红斑狼疮、类风湿关节炎、多发性硬化和糖尿病等。

（10）晶状体悬韧带松弛或断裂。

四、手术相对禁忌证

（1）对手术认识欠缺或期望值过高，但经过医患反复交流达成共识者；抑郁症等精神心理异常经治疗后痊愈者。

（2）近视＜－3D。

（3）暗瞳直径＞7.5 mm。

（4）独眼。

（5）晶状体密度增加。

（6）视网膜脱离手术史及家族史、黄斑出血史、黄斑区脉络膜新生血管。

（7）药物可控的高眼压或青光眼。

（8）女性经期。

（9）远视需手术者但伴眼前段结构拥挤。

（10）角膜变性或角膜内皮细胞计数≤2 500/mm^2。

（11）前房深度＜3.0 mm。

（12）年龄＜21 岁但以矫正屈光参差为目的。

（13）稳定性圆锥角膜。

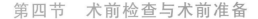

第四节 术前检查与术前准备

一、术前检查

（1）常规全面眼科检查：裸眼远近视力、BCVA、眼压、眼位、BUT、角膜荧光素染色、眼轴（IOL - Master 或 A 超）、裂隙灯和眼底检查。散瞳后眼底三面镜检查、黄斑区光学相干断层扫描（OCT）。注意验光和角膜地形图检查的结果，通常以停戴软性角膜接触镜＞1 周，硬性角膜接触镜者＞4 周为可靠。

（2）屈光检查：综合验光、像差检查。

（3）角膜地形图检查：Pentacam 系统检查角膜前后表面形态。

（4）眼前节生物测量：角膜厚度、角膜内皮细胞计数、前房深度、晶体密度。

（5）暗瞳直径测量。

（6）水平子午线角膜直径 W - W（图 3 - 5）。

（7）对比敏感度及眩光检查。

（8）老视检查（＞40 岁者）。

（9）主导眼测定。

（10）ICL 大小与度数选择。

屈光晶体的度数可由 STAAR 软件计算（图 3 - 6），屈光度数、后顶点距离（BVD）、角膜屈光力/曲率、角膜厚度、前房深度等需纳入公式予以核算。ICL 的长度计算原则：ICL 略向前膨隆又不与自然晶体前囊接触为宜。通常，可估算 ICL 长度（mm）＝角膜水平径（角膜缘白到白距离，W - W）＋0.5。

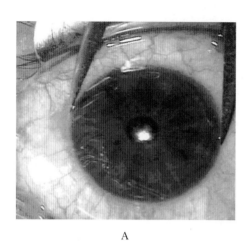
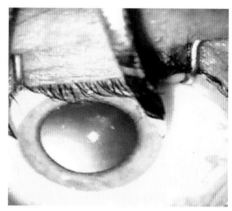

A   B

图 3-5 W-W 测量

A. W-W 测量:需注意 3～9 点钟位角巩膜缘的辨识,对于有新生血管、边缘混浊者,如 Orbscan、WASCA 都不易准确测量 B. 正确测量 W-W

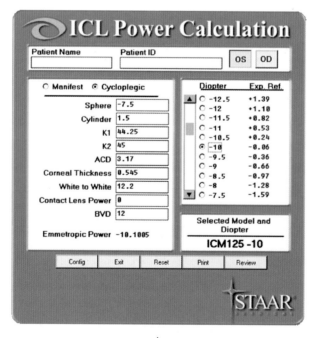

A

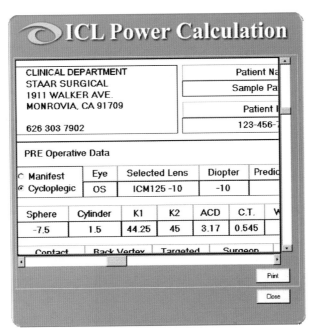

B

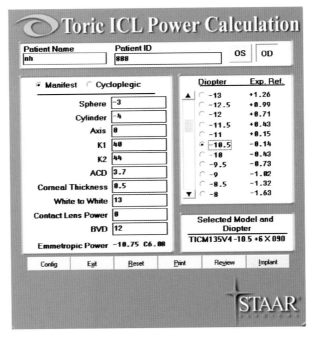

C

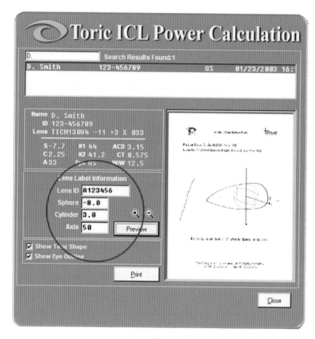

D

图 3-6   ICL 与 T-ICL 的计算软件

A. ICL 在线计算或在软件中计算时,注意对于前房偏浅或偏深者分别增减大小尺寸,对于年龄>40 岁者,须保留目标屈光度为轻度近视   B. 在线计算   C. T-ICL 计算   D. T-ICL 轴向

需要特别注意:对于后房型屈光晶体特别是 ICL,选择合适的长度至关重要。屈光晶体 ICL 植入在后房,实际位置是处于虹膜后面和自然晶体前囊之间的空隙,微接触固定于睫状沟,尽可能避免屈光晶体与自然晶体的接触。对睫状沟直径的准确测量可保证 ICL 既有效固定又不对睫状沟及周围组织有过大顶压。

目前多数学者采用角膜水平子午线直径(W-W)+0.5 mm 作为屈光晶体的长度值。植入的 ICL 向前微拱,与自然晶体前囊间有一间隙,谓之"拱高",以 0.5~1.5 CCT(中央角膜厚度)为宜(图 3-7)。

ICL 以 0.5 mm 为梯度规格,软件自动选择 ICL 的长度。如 W-W=11.6 mm,ICL 的长度选择是 12 mm;W-W=11.8 mm,则 ICL 选

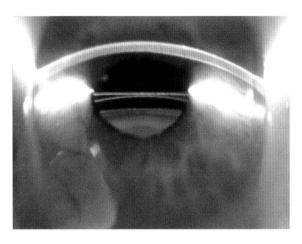

图 3－7　正常 ICL 植入后的 Scheimpflug 图

择会自动调整为 12.5 mm。具体选择时务必考虑前房深度的因素,前房深度＞3.2 mm,ICL 长度选择可以适当增加 0.5 mm,前房深度＞3.5 mm 可以加 1 mm,有助于获得更合适的 ICL 拱高。

ICL 大小配适的预测性可与以下因素包括 ICL 长度、ICL 拱高、术前 W－W 检测的准确性等有关。

超声生物显微镜(UBM)、非接触晶体测量仪(IOL－Master)、眼前节全景仪(Pentacam)、Orbscan 等均可测量角膜水平直径,各有特点,需要留心其中的偏差。如有接触镜配戴史的患者,可有角膜缘新生血管或其他原因的角膜缘结构不清;角膜偏小时,测量的结果会有误差,甚至发生较大的误差。

角膜水平直径测量的偏差可能来自以下原因。①测量方法:裂隙灯下圆规测量法的误差可来自不同医师间的测量波动。②角膜缘结构变化:像差仪和 Orbscan 等分辨角膜透明和半透明分界线的能力不一,对角膜缘新生血管易误判。③同一角膜缘,不同的检测工具可获得不同数据,存在工具选择性偏差。④角膜水平直径与睫状沟直径对应关系的变化,如解剖变异等。

建议如下:①处于学习曲线早期的医师可用两种方法互相验证以得到较准确的数据。选择合适的 ICL 长度很重要,即使已经掌握技巧的资深手术医师仍可能遇到晶体大小不匹配的尴尬。因此,需根据手术医师习惯、经验和测量技术员的定量偏好等因地制宜,综合各方面因素而调整。②ICL 直径取决于角膜水平直径距离(角巩缘之间的直径距离)和前房深度(从角膜顶点的内皮面到晶状体前顶点之间的距离)。ICL 直径为 11.5~13.0 mm,ICL V4 的主要特点在于光学部向前拱起呈一定角度,其平板型脚襻设计和更薄的镜片厚度,可避免不接触或最低程度接触自然晶体。对前房深度≤3.5 mm 者,ICL 直径可取低限;而对于前房深度>3.5 mm 者,ICL 直径则取高限为宜。

ICL 过长、拱高太高使虹膜向前膨隆,前房变浅可致房角关闭。与此同时,虹膜后表面和 ICL 摩擦增加,虹膜色素播散概率增加,有阻塞房角的潜在风险。过长、过大的 ICL 对睫状沟顶压的力增加,也可能与术后眼胀眼痛等不适症状有关。ICL 过短,与自然晶体的距离过近,同时 ICL 边缘和自然晶体在整个圆周(360°)机械性接触,可能妨碍房水循环,阻碍晶状体表面营养代谢,影响晶状体前囊上皮细胞功能,引起前囊膜下混浊。如发生 ICL 与睫状沟相比太长,可使 ICL 前移,ICL 屈光效应增强,导致过矫;反之则欠矫。

二、术前准备

(1) 术前 3 日起应用广谱抗生素眼液滴眼,如左氧氟沙星眼水、妥布霉素眼水,每日 4 次。

(2) 术前可人工泪液滴眼,如羧甲基纤维素钠眼水、玻璃酸钠眼水、右旋糖酐眼水等,每日 4 次。

（3）手术当日禁用眼部化妆品。

（4）术前1日或1周内患眼行虹膜激光周边打孔术。两点相隔90°，以防术后瞳孔阻滞。推荐在10：30及1：30钟位行虹膜周切，由于上睑的自然遮挡，通常可避免术后的漏光效应（图3-8）。

（5）如行 T-ICL 术，需在术前裂隙灯下做角膜缘水平标记，以利于术中散光轴位的定位。

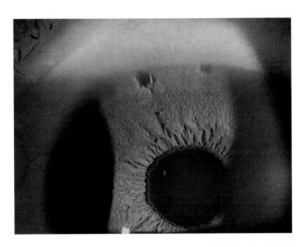

图3-8 2个虹膜周切口过近。位于颞侧的虹切孔宜在
1：30钟位处，两者相隔90°

三、手术器械

（1）检验并消毒备好 ICL 全套器械，特别是专用镊子的维护。

（2）基本器械：3.2 mm 角膜钻石刀、穿刺刀、专用注射器、调位钩、显微镊子、ICL 专用镊子（图3-9）。

（3）确认手术室屈光晶体 ICL/T-ICL 片大小合适：这是重要环节，ICL 在每个人中的参数不一样，只有在确认 ICL/T-ICL 晶体到位才可以开始手术程序。

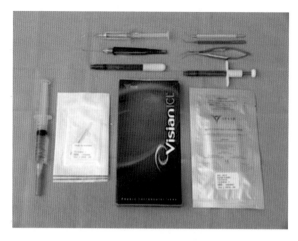

图 3-9　ICL 手术器械

第五节　手术流程与技术

术者应具备白内障手术技术,同时要强化有晶体眼手术的理念,通过最稳定、最准确、最简捷的手术操作步骤,以保证术眼的最小损伤。

(1) ICL 植入术前 1 小时开始使用 2.5% 去氧肾上腺素散瞳,每 5 min 1 次,共 2 次,让瞳孔充分散大。

(2) 患者取仰卧位,手术医师位于颞侧。常规消毒铺巾,开睑器开睑。

(3) 麻醉方法为表面麻醉或球周麻醉。最常用为表面麻醉,可选用 0.4% 盐酸奥布卡因眼水。术前 10 min 开始,每 5 min 1 次共 2 次。球周麻醉方法同常规。

(4) 助手消毒时,主刀医师可在显微镜下先将 ICL 装入专用注射器内,正面朝上,需确认右前方的定位孔。装 ICL 时让晶体片向后表面卷曲折叠,晶体专用镊子夹住 ICL 前段非光学区后向前拉入注射器。拉进时观察 ICL 前缘与注射器中心线垂直(或光学区两端的定位孔连线与注射器中线一致)。将注射器卡于推注管,浸入 BSS 备用(图 3-10)。

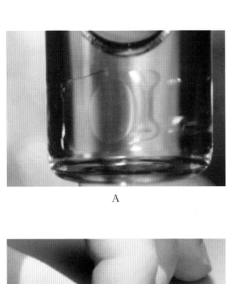

A

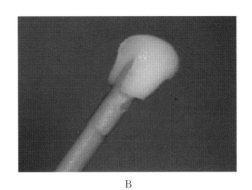

B

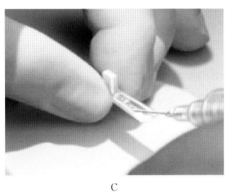

C

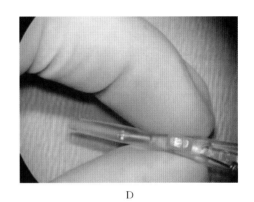

D

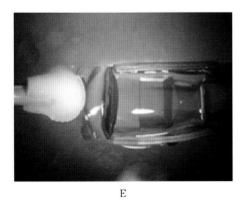

E

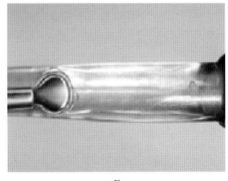

F

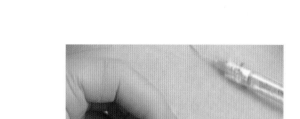

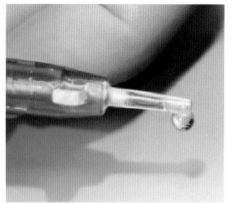

G   H

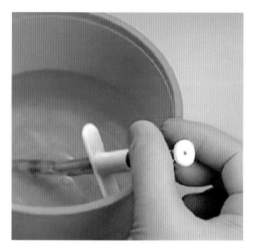

I

图 3 - 10　ICL/T - ICL 装载流程

　　A. 打开晶体容器　B. 将海绵头浸入 ICL/T - ICL 容器或装有 BSS 的杯内充分润湿(至少 2 min)(装载过程中海绵头一直保持水化,勿干燥)　C. 在推注夹头内注满 BSS　D. 在推注夹头内注入1/2体积的羟丙基甲基纤维素(HPMC,如 Alcon 的赛乐福、博士伦的 Occucoat),使之润滑　E. 在显微镜下用海绵头将 ICL/T - ICL 从瓶中取出,将晶体两侧缘置入推注夹头的尾部舱内(拱面向上)　F. 用晶体前部装置镊夹住 ICL/T - ICL,反方向移动推注夹头,使晶体滑入注射夹头的头部,完成折叠　G. 将海绵头装入推注器　H. 将推注夹头安装至推注器　I. 将装载好 ICL 的推注器头朝下放入 BSS 杯内待用(避免晶体干燥)

（5）6 点或 12 点钟位穿刺侧切口（图 3 - 11）。钻石刀在颞侧做 3.2 mm 透明角膜隧道切口（图 3 - 12）。注入粘弹剂，如 Healon 或甲基纤维素（图 3 - 13）。

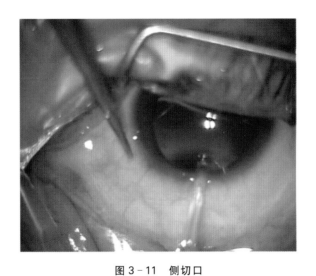

图 3 - 11　侧切口

通常穿刺侧切口位于 6 点钟位，在穿刺切口时，避开角膜缘新生血管区

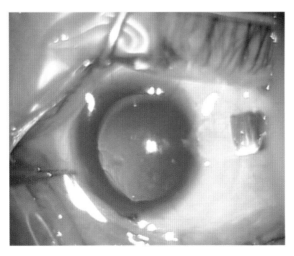

图 3 - 12　主切口

于水平颞侧行透明角膜 3.2 mm 切口

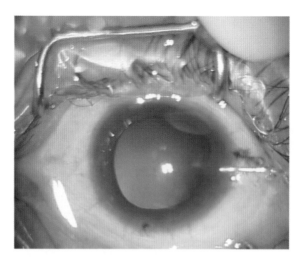

图 3-13 注入粘弹剂

注意粘弹剂不宜注入太多

(6) 注射器前缘置于切口内但不进入前房,推注晶体,缓慢注晶体于虹膜平面。推注过程中确认晶体正确朝向(通过晶体前表面标记确认)(图 3-14)。

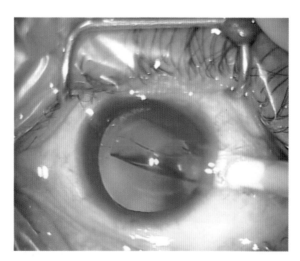

图 3-14 注入 ICL

在推注过程中,ICL 缓慢打开,右前方的正反面标记需确认

（7）经侧切口用调位钩将 ICL 轻柔植入后房，适当调整晶体位置，如植入 T - ICL 则需旋转相应的散光轴位差值（预定轴位与实际轴位差值）（图 3 - 15）。

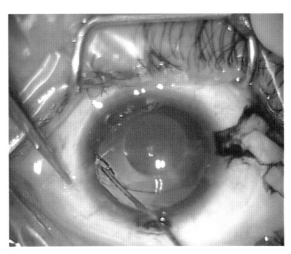

图 3 - 15　植襻

通过侧切口调整晶体并将晶体襻植入虹膜后。有时角巩膜切口处新生血管出血，注意勿使血渗入前房

（8）以 BSS 置换前房粘弹剂（图 3 - 16）。

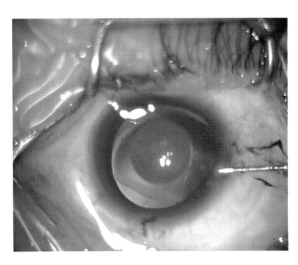

图 3 - 16　冲洗前房粘弹剂

在冲出粘弹剂时，注意勿使前房深度变化过大，BSS 冲洗针头勿深入前房，仅在切口内缘

（9）确认晶体居中，前房注入卡巴胆碱缩瞳（图 3-17）。

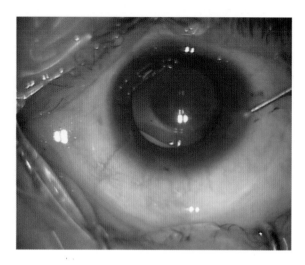

图 3-17　注入卡巴胆碱后，可略待片刻，使瞳孔缩小达晶体光学边缘

（10）确认眼内压合适、切口安全后封闭至水密状态（图 3-18）。

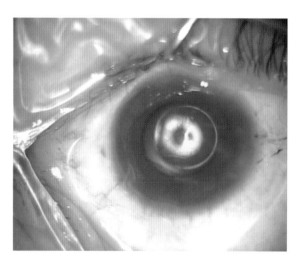

图 3-18　缩瞳后瞳孔缘位于 ICL 光学区附近

（11）妥布霉素地塞米松眼膏涂于术眼。包术眼，加眼罩，术毕。

第六节 手术经验与技巧

单纯就手术技术而言,医师可能会在"第一眼"里觉得是"简单手术",这是一种不严肃的感性认识。ICL 手术是以高度近视为主要对象的"雪中送炭"的屈光矫正手术。当前虽然该手术由屈光手术医师开展的多,但因是眼内手术,必须以白内障手术的角度来严肃对待,认真进行围手术期的处理,特别要杜绝感染。更要向白内障医师学习晶体手术不断改善的技巧,手术技术与规范的重要性不仅体现在术中,还体现在对潜在手术并发症的预防和处理。

这是"保晶体"的高度近视的手术,手术医师应该有敬畏之心,敬畏自然晶体,敬畏术眼。这也是屈光晶体手术的基本点之一。

（1）目前原则上暂不推荐双眼同时手术。若需要同时手术,第 2 眼需重新消毒铺巾并更换所有手术相关器械。

（2）患者上手术台前,医师和护士须确认标记患者姓名的 ICL 晶体已经在手术室。晶体是预定的,每个患者的晶体度数和大小是不一样的,即使数相同,所选的晶体长度很可能不同,植入的潜在风险可能不同。ICL 通常没有备片,需要上手术台前再次确认。

（3）ICL 正确安装在注射器内是非常重要的,以保证 ICL 在前房内展开时正面朝上,这是手术顺利到位的第一环节。手术开始先安装 ICL,不要等切口等操作完成后再安装。装入晶体时需确保 ICL 前缘与注射器中线相垂直,这样 ICL 在前房对称展开,避免 ICL 反转而损伤自然晶状体。如果试推注射器,ICL 前缘与注射器中线成夹角,建议重新安装。

（4）常规选用表面麻醉以减少麻醉并发症,术后有效视力恢复快。临床实践中,如果考虑到患者心理因素或预见到其配合性欠佳,选球周麻醉也是可行的。国内通常不选全身麻醉,选表面联合球周麻醉的也较少。

(5)宜选择透明角膜切口,这是当前晶体手术最常用切口,具有几乎无出血、无散光、恢复快等优点。

(6)位于6点或12点钟位的穿刺侧切口通常是必要的,可使晶体植入虹膜后时操作容易而且便捷。

(7)保持合理的前房深度以维持 ICL 与角膜内皮的间距。

(8)注入器插入切口内缓慢地将 ICL 注入前房时,务必在展开时确认定位孔在右上和左下各一个,然后继续推进,待 ICL 的后襻也进入前房时退出注入器。

(9)晶体缓慢展开后,用显微调位钩将晶体四襻轻推入虹膜后,必须避免器械触及透明的自然晶状体。手术器械不跨过瞳孔区。

(10)不触及 ICL 光学区。

(11)调位通过侧切口将后襻植入,可减少旋转带来潜在损伤的概率。

(12)前房填充粘弹剂需要选择内聚性和拟塑性好、易于清除的粘弹剂,如透明质酸钠。置换前房粘弹剂避免术中前房深浅变化过大。

(13)在确认晶体的位置居中后,最好予以缩瞳到直径 5 mm 左右。术中缩瞳有利于虹膜周切孔尽快开放、房角保持开放。

(14)角膜切口自然闭合通常不需要缝合。

(15)植入 T–ICL 注意散光轴位差值及旋转方向。

第七节　术后用药与随访

(1)术毕结膜囊内涂妥布霉素地塞米松眼膏1次。

（2）术后留院观察 2 h，必要时增加到 8 h。裂隙灯显微镜下检查术眼前房反应、瞳孔大小、拱高、虹膜周切孔开放情况等，密切观察眼压变化。瞳孔过小可致 ICL 与自然晶状体接触，瞳孔过大可使虹膜周切孔开放不畅。

患者术后通常不会有明显的疼痛，可有轻度异物感、流泪、眼酸、畏光等。一般检查时即可获得较术前提高的视力，2～4 h 后患者通常可有"清晰、舒适"的主诉，若诉明显不适必须检测眼压和前房反应等情况。

（3）注意术后出现明显疼痛不适或畏光等角膜刺激症状，务必排除眼压升高和感染。

（4）当日起点妥布霉素地塞米松眼水每日 4 次。

（5）次日复诊，了解症状，检查眼部及 ICL 位置等。术后第 2 日患者可以自然睁开术眼，通常没有结膜充血等炎症反应的体征。

（6）术后用药以梯度递减为宜。术后第 2 日起可改用 0.1% 氟米龙眼水从每日 6 次起每 3 日递减 1 次，直至停药。特殊情况下需调整，如根据前房反应和眼压来调整用药频率和时间。

（7）不含防腐剂的人工泪液滴眼每日 4 次，可使用 1～3 个月。

（8）随访时间节点：手术后 1 日、1 周、2 周、1 个月、3 个月、6 个月、1 年，以后每半年随访一次。远期随访特别注意裂隙灯检查、眼压、角膜内皮细胞计数、自然晶体状态和 ICL 位置、T‐ICL 是否旋转以及视网膜情况等。

第八节　主要并发症及处理

以 ICL 为代表的屈光晶体手术在总体上是安全可靠的，但必须重视其并发症的防治。高度近视本身有病理变化和并发症，晶体手术与其他眼内手术同样也存在一定风险,因此 ICL 的部分并发症需要结合高度近视因素、眼内手术因素以及 ICL 本身因素来综合分析。

一、术中并发症

1. ICL 翻转　晶体正背面的朝向翻转是较重的并发症。虽然后房型屈光晶体较前房型屈光晶体少发生(ICL V4 有明显的标记),但在前房内推注展开不良的情况下仍可发生。一旦翻转发生,在前房内反转晶体的操作容易损伤自然晶体和角膜内皮(图 3-19)。

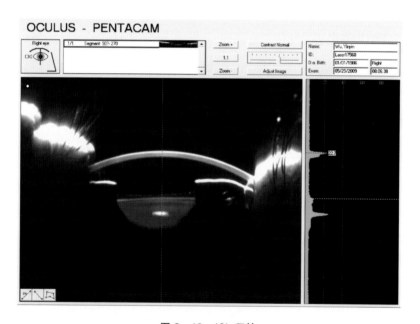

图 3-19　ICL 翻转

罕见的在植入过程中 ICL 反装但未被及时察觉。翻转 ICL 晶体在植入襻时也未出现困难。患者视力及屈光度均与预期一致。术后拱高极低,周边前房浅,需取出 ICL 重新植入

防治:建议扩大切口至 4 mm 或不扩大切口,前房内再注入粘弹剂保护内皮,用 ICL 专用镊子轻轻拉取出晶体。重新置 ICL 于注射器内,再按规范的手术步骤植入后房。更少见的是下手术台后才发现翻转,需

要重新取出，并再次植入（图 3 - 20）。

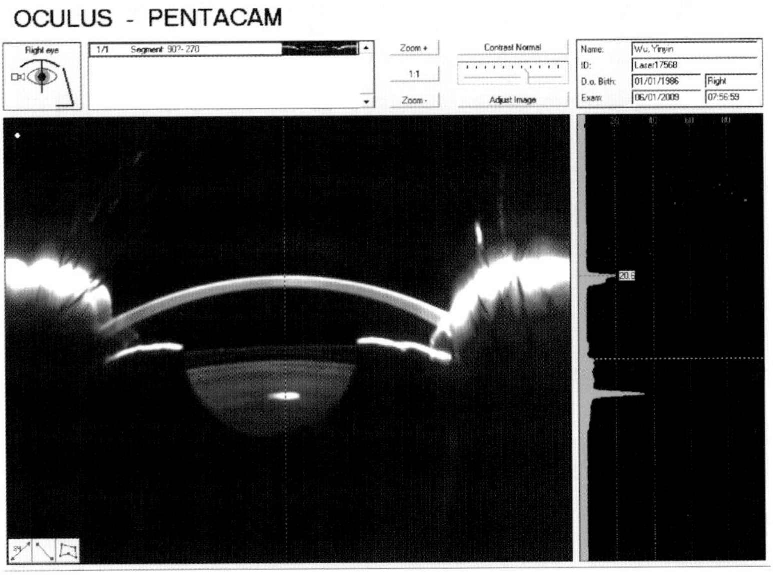

OCULUS - PENTACAM

图 3 - 20　正确植入 ICL

ICL 取出后，以正确朝向植入。患者视力、屈光度、角膜内皮细胞计数均稳定。
Pentacam 显示良好拱高和正常前房角

2. ICL 破损　ICL 非常"娇嫩"，在装置于注射器、推注进前房等过
程中，可发生破损甚至较大的破裂（图 3 - 21）。

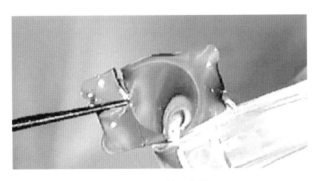

图 3 - 21　ICL 破损

通常以海绵取、装晶体比较安全。若用镊子取、装，务必避免粗暴操作

防治：在装 ICL 前需润滑注射器。较小的襻缘缺损且不影响光学区，可以继续手术植入；若影响光学区或者估计会影响植入后的稳定性，需更换 ICL 片。

3. 术中虹膜脱出　切口过短或眼压升高引起虹膜脱出，可致虹膜损伤和浅前房。

防治：控制眼压和改变切口参数。

4. 术中前房出血　操作不当可损伤虹膜、房角甚至睫状体，引起前房出血。

防治：避免粗暴操作。

5. 术前虹膜光凝并发症　激光光凝后虹膜出血和色素脱落。

防治：缩瞳后行虹膜周切，减少虹膜皱褶。

二、术后并发症

1. 白内障　白内障的发生与 ICL、眼内手术及高度近视本身均相关。ICL 植入过程中的手术损伤、ICL 与自然晶体在术后的潜在接触（包括 ICL 在眼内的状态、不同环境和不同功能状态下的 ICL 与自然晶体的关系），以及调节、暗适应时 ICL 与自然晶体的接触面增大等均为机械因素。另外，粘弹剂和眼内缩瞳剂对晶状体囊膜的刺激、进入前房的气泡、糖皮质类固醇激素使用不当等因素也与晶体混浊有关。

术中与自然晶状体轻微的接触与术后白内障的发生可能并无必然关系。术中操作不当（如粗暴操作）可导致点状或者较弥漫的前囊下混浊，术后第 1 日复查就可观察到，混浊通常在术后 2 周到半年内出现白内障。随年龄增加，自身的虹膜晶体隔可能前移，或自然晶状体前后径略增加，可致远期的拱高发生变窄。另外的潜在因素是调节引起自然晶状体前凸或 ICL 拱形变化，可能与 ICL 接触；在强光刺激下或应用缩瞳药物后,瞳孔缩小使 ICL 向自然晶状体靠近,拱高减小,发生接触。

白内障类型:前囊下局限性混浊和前皮质性白内障(图 3 - 22)。

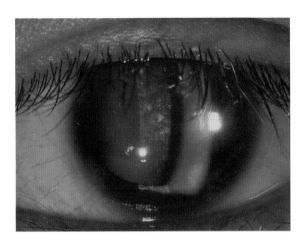

图 3 - 22　晶体前囊下点状混浊

患者术后半年,观察到晶体前囊下点状混浊,该混浊在观察
期(1 年)内未发展

如 ICL 过小(长度过短),可引起光学区周边与自然晶状体机械性接触,阻碍房水循环,导致自然晶状体前囊下混浊。

处理:仔细观察,对于不发展的混浊,不需手术治疗。特别窄的拱高,自然晶状体几乎与 ICL 相贴,需要及时手术置换屈光晶体;无拱高间隙所致白内障,需要手术。

防治:ICL 改善设计包括材料、晶体大小、拱形等有益于减少白内障的发生。

注意:YAG 行虹膜周侧切除术,如能量或操作不当,也可引起相应部位晶体混浊。

再次提醒:对于年轻的患者应特别谨慎,对白内障要预警和术前沟通。一旦白内障发生需要手术治疗时,新的人工晶体度数的计算需要谨慎和仔细验证。

2. 青光眼　ICL 术后可发生轻微且暂时性的眼压升高,这类眼压升高约术后 1 个月内可恢复到术前水平,只要密切观察,给予相应处理即可。

(1) 术后早期发生急性高眼压和青光眼:术后早期发生的急性高眼压最常见机制是瞳孔阻滞。主要由于房水前流受阻,虹膜前凸,导致房角关闭。发生原因可包括虹膜周切孔太小、术中瞳孔未缩小、虹膜周切孔未开放、残留粘弹剂堵塞虹膜周切孔等。ICL 可与虹膜相贴,使得房水流入前房的阻力增加,后房压力升高,引起瞳孔阻滞性青光眼。

防治:术前必须做激光虹膜周侧切除。单个切口有可能被晶体襻阻挡,宜选择制作 2 个虹膜周切孔(可选 10:30 和 1:30 钟位,相隔 90°),或制作位于 12:00 钟位的较大的周切孔。在该措施下,即使晶体不是水平位固定,也不致 2 个虹膜周切孔都堵上,还可在术中行外科性周边虹膜切除术。

术后补激光虹膜周切,可在原周切孔上扩大、击穿未透的板层孔、激光造新孔、激光击射被粘弹剂堵着的虹膜周切孔等都可有助于缓解高眼压。

在急性高眼压情形下,在原角膜切口放出适量房水是较为有效的方法。

(2) 粘弹剂残留:粘弹剂残留导致小梁网途径受阻可引起眼压升高,大多在术后 6~24 h 内出现,面对这种情况,必须仔细观察前房。前房偏深且房角是开放的,前房内可观察到粘弹剂。大多数在 24~72 h 后可以自行缓解。虽然前房内残留粘弹剂相关的高眼压可随粘弹剂的排出而逐渐恢复正常,但有发生虹膜萎缩、瞳孔散大固定的潜在风险,需要迅速降压处理。持续性高眼压未降者,需要从切口放房水以降低眼压,必要时需回手术室清除粘弹剂。后房粘弹剂残留相关的瞳孔阻滞,可有类似恶性青光眼的表现,可观测到虹膜膨隆,前房也有粘弹剂残留体征,缩瞳无效。

防治:扩瞳,在瞳孔扩大后立刻看到粘弹剂由 ICL 边缘进入前房,前房立刻变深,眼压随之减低。

(3) 恶性青光眼:属于术后严重并发症,很少发生。主要表现为眼压在使用缩瞳剂等处理后持续不降甚至升高、房角关闭。

注意:使用缩瞳剂会加重病情。

防治:按恶性青光眼治疗原则进行处理,如散瞳、使用渗透性脱水剂等。在特殊情况下需取出屈光晶体。

(4) 激素相关性眼压升高:术后较长时间大剂量激素应用可导致激素相关性眼压升高,多发生在术后用药 2 周以上。

防治:预防为主,密切随访眼压。停用激素和使用降眼压眼水。

(5) 慢性青光眼和葡萄膜炎:ICL 与后层虹膜内皮长期摩擦可引起不同程度的色素播散、虹膜后粘连等,导致血-房水屏障破坏、葡萄膜炎症等,这在其他屈光晶体如与小梁网及虹膜根部接触的前房型、与周边虹膜基质接触的虹膜固定型屈光晶体中也可见到(图 3 - 23)。临床上可见到轻、中度色素丢失并有少量色素颗粒沉积在小梁网。

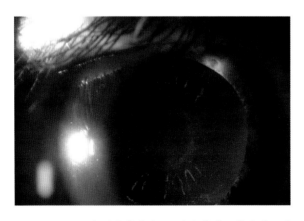

图 3 - 23 可观察到晶体前囊、屈光晶体表面的色素沉着

防治：色素播散性青光眼需行抗青光眼滤过手术。

3. ICL 异常　ICL 异常包括位置、完整性、大小配适、表面或朝向异常等。ICL 异常若需要手术予以取出时，可以从 3.2 mm 的颞侧切口（必要时可扩大到 4 mm）取出，是目前有晶体眼屈光晶体类型中取出可操作性和可逆性最好的。

（1）ICL 位置异常（包括 T－ICL 旋转）：不管是前房型或是后房型屈光晶体都有可能发生位置异常。如房角支撑型屈光晶体，晶体太小可能需要更换较大的晶体，虹膜固定型则可能由于虹膜基质支撑性的因素或因术中夹取、固定欠佳、外伤等机械性因素而致固定点滑落。

后房型屈光晶体中 PRL 发生位置异常的概率也存在。而 ICL 的移位主要在于偏心，轻度偏心不影响视觉；中、重度偏心会影响视觉质量，导致眩光、光晕等；而 T－ICL 的移位或旋转可直接导致散光轴向的变化，从而影响视力。

（2）ICL 偏心：与 ICL 大小的选择有关。ICL 偏小，睫状沟固定不够稳定。临床上根据 ICL 固定的位置可有不同表现。当 ICL 水平固定时 ICL 太小以下沉移位多见，视力因此受影响。①轻度偏心：<1 mm，不伴有光学症状者不需特殊处理。②中度偏心：1～2 mm，可能有视力不适主诉，与眩光和光晕等相关。随访，必要时调整位置。③重度偏心：>2 mm，伴有明显视觉症状，需要明确原因后调整位置或更换新参数的 ICL（图 3－24）。

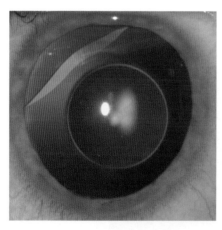

图 3－24　晶体向鼻下方移位，患者有光学不适主诉

（3）ICL 术后眩光、光晕、重影、

漏光:ICL 偏心、术后瞳孔变形、虹膜周切孔太大或位置偏离、暗瞳太大等是术后发生眩光、光晕、重影、漏光的主要原因。ICL 破裂也可引起眩光。夜视力降低和眩光也与术后瞳孔的动力学变化有关,引起暗瞳大小和光学区不一致。

防治:调整偏中心。术前评估暗适应状态下的瞳孔直径,对患者有预先沟通和预警作用。患者术后视力显著提高,部分患者对眩光有一定耐受性。

(4) ICL 表面色素沉着:ICL 在后房内有可能和虹膜后表面产生摩擦,导致色素脱落。

防治:术前设计晶体大小需细致分析。

(5) ICL 被迫取出:临床上有两种并发症是 ICL 取出的主要原因,即白内障和青光眼。白内障手术前须先取出 ICL,再行超声乳化联合人工晶体植入;青光眼发生如不能控制,应取出 ICL,小梁切除术仍是首选的方法。

ICL 也可因大小不配适、偏心、破裂、翻转而取出,可以在明确新参数的晶体到位后重新予以植入。

ICL 若因色素播散而取出的,则不宜再植入。

玻璃体视网膜手术可根据手术时操作情况取出或保留 ICL,但单纯外加压的视网膜复位术,一般不取出晶体。

4. 术后瞳孔变形　ICL 对瞳孔的过度牵拉可损伤瞳孔,撕裂瞳孔括约肌致瞳孔变形。急性青光眼后的虹膜萎缩可致瞳孔散大固定。ICL 过大,虹膜受阻于机械性因素,瞳孔缩不到正常大小或不能缩到最小。

5. 角膜内皮失代偿　眼内手术角膜内皮丢失与否,更多情况下取决于手术医师的经验与技能。有晶体眼屈光晶体植入术后远期的角膜内皮功能当前仍深受关注。

前房型人工晶体植入术后角膜内皮丢失是必定会发生的,幸而长期随访与基线值的比较显示大多数是稳定的。后房型屈光晶体由于中间有虹膜阻隔,角膜内皮受损可能会少一些(未定论,有待长期探讨),建议术后仍需长期随访角膜内皮细胞数量和形态。

6. 虹膜萎缩　虹膜损伤导致虹膜基质层萎缩、椭圆形瞳孔,前房型屈光晶体导致虹膜萎缩的可能因素在于前房角支撑型晶体过大和虹膜固定型夹持过紧。虽然后房型屈光晶体植入术后瞳孔也有不同程度的变化,但关于 ICL 的报道中尚未见前房型晶体术后的瞳孔"猫眼征"。不过,若将最轻微的虹膜萎缩表现也加在其中,虹膜萎缩的发生率是比较高的(图3－25)。

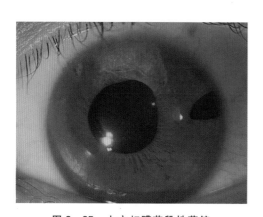

图 3-25　上方虹膜节段性萎缩

该 ICL 的虹切孔在术中制作,位于颞侧且偏大。幸运的是色素层残留较多,真正的全层孔在周边且大小较合适。患者术后未出现漏光现象

7. 眼后段并发症

(1)视网膜脱离:高度近视 ICL 术后的视网膜脱离与高度近视本身的关系更密切,通常与 ICL 无直接关系。

防治:术前散瞳后三面镜检查视网膜裂孔和牵引是否存在。若有裂孔需激光封闭,术后定期随访。

(2)黄斑病变:术后由于急性和慢性虹膜或睫状体炎症扩散到后葡萄膜可能潜在引起黄斑囊样水肿。事实上有晶体眼屈光晶体植入较透明晶体摘除是有优势的,维持前段及后段解剖结构相对稳定可减少玻璃体视网膜并发症的发生。

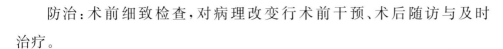

防治：术前细致检查，对病理改变行术前干预、术后随访与及时治疗。

8. 前房炎症反应　术后会持续一段时间极轻微的前房炎症反应，但通常不具有临床意义。若在检查随访中发现明显的前房反应，需排除葡萄膜炎症。

9. 感染　任何眼内手术都有感染的风险。相比较白内障手术而言，即使发生感染，有晶体眼屈光晶体植入手术由于保留了晶体屏障，可能使玻璃体腔受累延迟。

10. 屈光度数过矫或欠矫　ICL 矫正的屈光度有适应证的局限性，也有计算误差等因素，可以出现过矫或欠矫，通常不导致明显的偏差。

防治：选择最佳适应证，通过准确计算设计消除误差。

11. 视觉疲劳　视觉疲劳甚至主诉"眼痛"。必须排除高眼压等异常情况。干眼引起的上皮病变也可主诉"眼痛"。

防治：明确原因，手术前后注意双眼视功能检测，予以人工泪液防治干眼。

第九节　屈光晶体 ICL 手术的优势

手术医师丰富的临床经验和良好的显微外科技能与技巧，是保证 ICL 临床效果的前提。

美国食品药物管理监督局（FDA）对 ICL V4 进行多中心研究，就中、高度近视眼术后 BCVA 的提高效果而言，ICL 植入术不但达到了 FDA 对 LASIK 的要求，而且还优于现行的 LASIK。

位于后房的屈光晶体更加符合生理解剖状态，视网膜上成像放大，消除了框架眼镜的小视效应及球镜像差的作用，成像质量更高，因此提高了术后视力。

BCVA 的提高与激光手术是一致的,因为从放大率变化的角度分析,LASIK 术眼的放大率改变是从框架眼镜平面到角膜平面的改变,而从角膜平面到后房型屈光晶状体平面的放大率改变很小,对视力提高所起的作用几乎可以忽略。

术后裸眼对比敏感度及眩光敏感度值较术前在全频均有明显提高。

T-ICL 术后散光明显减轻,满意度同样较高。

第十节　ICL 临床示例:晶体大小的选择

一、ICL 适中

患者,男性,35 岁,双眼视远模糊 20 余年。

1. 术前检查及评估

体征:双眼前节阴性,豹纹状眼底。

验光:OD 0.05,-22.00/-1.50×180=0.4;OS 0.05,-22.00/-2.50×180=0.3。

W-W(mm):OD 12.3;OS 12.4。前房深度(mm):OD 3.28;OS 3.19。

诊断:高度近视。

处理:建议行有晶体眼人工晶体植入术,并进行术前评估。

术前评估分析:患者平日配戴框架眼镜不适,寻求手术方案以求不必配戴眼镜,由于近视度数很高,不适合行准分子激光手术。建议行有晶体眼人工晶体植入术,并进行术前评估。通过 Pentacam 图像可以测量角膜内皮到晶体前表面的距离,测量 W-W,以帮助选择更加合适的 ICL。Pentacam 系统测量显示有足够空间行后房型人工晶体植入术。

2. 术后评估　图 3-26 显示的是该患者成功植入后房型人工晶体

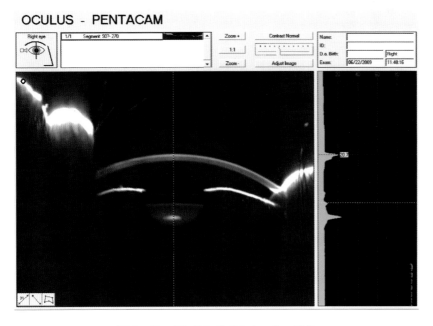

图 3 - 26　ICL 植入后 Scheimpflug 图像

后的 Scheimpflug 图像。可以看到,拱高约为 1 CCT,人工晶体后表面和晶体之间距离合适。

术后验光:OD 0.8,$-1.25/-1.25\times6=0.8$;OS 0.9,$-0.75/-2.50\times168=0.9$。

术前准备充分,术后结果令患者满意。

二、ICL 偏大

青年男性,双眼视远模糊 10 余年。

1. 术前检查及评估

体征:双眼前节阴性,豹纹状眼底。

验光:OD 0.04,$-18.50/-0.75\times150=0.6$;OS 0.04,$-18.50/-0.75\times15=0.6$。

W－W(mm)：OD 12.2；OS 12.1。前房深度(mm)：OD 3.23；OS 3.32。

诊断：高度近视。

处理：建议行有晶体眼人工晶体植入术，并进行术前评估。

术前评估分析：通过 Pentacam 的图像可以测量角膜内皮到晶体前表面的距离，测量 W－W，以帮助选择更加合适的 ICL。Pentacam 系统测量显示有足够空间行后房型人工晶体植入术。该患者首先行右眼手术，根据 ICL 计算公式选择直径 12.5 mm 的 ICL 行后房型人工晶体植入术。

2. 术后评估 图 3－27 显示的是上述患者右眼植入后房型人工晶体后的 Scheimpflug 图像。可以看出，该 ICL 偏大，拱高＞3 CCT，致使人工晶体后表面和晶体之间距离偏大，前房偏浅。

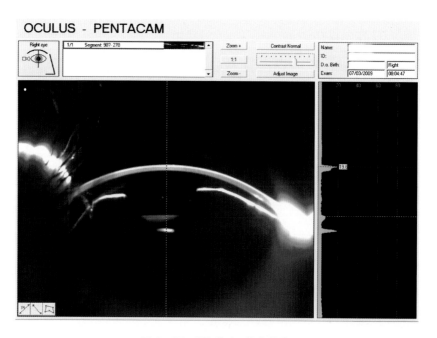

图 3－27 ICL 偏大，前房偏浅

根据 Pentacam 术后图像,主刀医师调整了 ICL 直径,选择直径 12.0 mm 的 ICL 行左眼后房型人工晶体植入术,术后 ICL 与晶体距离合适,前房深度正常。ICL 计算公式并不适用于每个患者,有时需根据结果,参考 Pentacam 提供的数据进行调整。

三、ICL 偏小

患者,女性,30 岁,双眼视远模糊 20 余年。

1. 术前检查及评估

体征:双眼前节阴性,豹纹状眼底。

验光:OD 0.06,$-23.00/-1.00\times15=0.4$;OS 0.06,$-21.50/-1.00\times165=0.5$。

W－W(mm):OD 11.6;OS 11.5。前房深度(mm):OD 2.68;OS 2.69。

诊断:高度近视。

处理:建议行有晶体眼人工晶体植入术,并进行术前评估。

术前评估分析:通过 Pentacam 图像可以测量角膜内皮到晶体前表面的距离,测量 W－W,以帮助选择更加合适的 ICL。该患者前房深度<2.7 mm(原则上前房深度>2.7 mm 可行 ICL 术),但考虑到其 W－W>10.8 mm 的手术参考值,综合考虑患者 W－W、前房深度,以及患者强烈的手术愿望,决定选择直径 11.5 mm 的 ICL 行双眼后房型屈光晶体植入术。

2. 术后评估　图 3－28 显示的是该患者右眼植入后房型人工晶体后的 Scheimpflug 图像。可以看出,选择偏小的 ICL 使 ICL 后表面与晶体之间距离较小,但仍留有空隙,未接触到晶体,留出更多空间给予本来偏浅的前房。

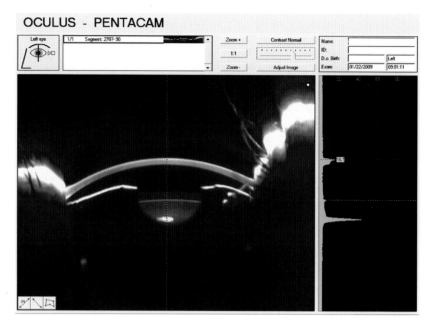

图 3 - 28　ICL 偏小

术后验光：OD 0.7，- 3.50/- 1.00×35＝0.7；OS 0.6，- 2.25/- 0.75×150＝0.6。

患者现年龄 30 岁，随着年龄增长，晶体密度增加，可能会造成晶体与 ICL 间拱高变小，可通过随访 Pentacam 来监控其病程。

第十一节　屈光晶体 ICL 的发展趋势

有晶体眼屈光晶体 ICL 植入手术作为矫正高度和超高度近视的最有效方法，仍在不断改善中。其矫正高度近视可预测性强、效果稳定、手术并发症少是当前受欢迎的主要因素之一。据统计，目前全球已有 200 000 只眼植入 ICL。

近年来随着手术技术的进步，ICL 术后白内障和青光眼的发生率逐渐降低，安全性得到更好的保证。现有的后房型有晶体眼屈光晶体中，

ICL 的安全性被认可,而且现有的并发症通过改进 ICL 设计、增加材料生物相容性、完善检测和观察手段等还可以进一步克服。非常重要的一点是该手术的学习曲线及手术技术也是安全性的前提条件。

部分眼科同仁对屈光晶体的植入仍存有顾虑,即使屈光手术医师和部分开展该项技术的白内障手术医师,仍然需要接受新知识,培养新思维。特别是对于眼内手术,医师掌握和处理术中并发症的技能需要进一步提高。令人鼓舞的是,白内障手术医师成为屈光晶体植入手术的有力后盾,玻璃体视网膜专业的医师对高度近视后段病变的诊治手段也在更新和发展,为屈光手术的发展提供更大的帮助。令人高兴的是,越来越多的眼科医师特别是屈光手术医师关注有晶体眼屈光晶体包括 ICL、T‒ICL 领域,并积极接受教育和培训,掌握专业知识和临床技能,以更好地开拓这一领域。

对高度近视的矫正效果 ICL 比角膜屈光手术更为理想,娴熟的手术技术配合严密的术后随访可减少术后并发症。ICL 可增加手术方法的选择性,同时也可望联合其他角膜屈光手术,使手术可矫正的屈光度范围更加拓宽,为更多高度近视患者提高功能远视力。ICL 只是屈光晶体的一个代表,相信将有更多类型的有晶体眼屈光晶体呈现可靠的临床效果。

将来,合理选择适应证的重要性会得到更大范围的响应,术前检查与测量会更规范化,检测的数据与设计预订的 ICL 在匹配性、预测性上将更完善,植入眼内后 ICL 不旋转、不偏心的稳态将会更好地维持。随着散光 ICL(T‒ICL)的推广应用,相信矫正散光的效果会更好。而 ICL 晶体材料以及设计上的探索包括表面处理、紫外线过滤、像差设计、光学区修饰等,可能给高度近视者带来更好的生物相容性和更好的光学效果与视觉质量。ICL 特别是 T‒ICL 在眼内的远期稳定性的提高,也将拓宽有晶体眼屈光晶体植入术的应用前景。

第四章

飞秒激光手术

第一节 概 述

飞秒激光(femto-second laser)手术近年来越来越受到眼科医师的重视。飞秒激光不仅应用在屈光性角膜手术、治疗性角膜手术、晶体手术中,而且也将进一步拓展,如应用于巩膜、小梁网等组织,并可能在抗青光眼手术中发挥作用。

眼屈光手术的精髓是什么?微创甚至无创、精细甚至精妙绝伦与"立竿见影"的视力恢复。飞秒激光在屈光手术中的应用,使人类在眼角膜上的手术实现"无刀手术"并从"全激光"到"全飞秒"手术飞跃。飞秒激光正在将激光矫正屈光不正的经典手术 LASIK 推向一个更快捷、更精确、更安全、更稳定、更完善的新境界。

飞秒激光在眼科的应用与外科学发展的大趋势相吻合,在手术刀剪"冷兵器"的基础上,现代外科越来越多地用安全微创手术代替传统手术,用光、电、气、液等新"刀"来取代传统手术刀,并且以计算机高效率的准确设计与模型构建的手术方式取代医师个体的参差不齐的手工手术方式。

飞秒激光以超高速和超强爆发力的特性,随着 20 世纪 80 年代后期兴起的超短光的产生及放大技术的迅速发展而脱颖而出。飞秒激光可用于加工包括金属、陶瓷和半导体等不透明材料以及电解质等透明材料。毫无意外地,飞秒激光应用在透明的角膜上亦可进行任意雕琢。

飞秒是时间概念,1 飞秒(femto-second,fs)等于 1×10^{-15} s,也就是 1/1 000 万亿秒。飞秒激光是一种以脉冲形式运转的红外线激光,其波长为 1 053 nm、1 045 nm、1 043 nm 不等,持续时间非常短,只有几个飞秒,是人类目前在实验条件下所能获得的最短脉冲,正是由于脉冲持续的时间非常短,能量在瞬间释放出来,因此飞秒激光有着非常高的瞬间功率,可达到百万亿瓦。概括起来,飞秒激光最主要的特点是脉冲宽度超短,瞬间功率极高,重复频率高,单脉冲能量低,热效应区域极小。

飞秒激光作用于眼组织可致等离子介导的切除,起精细分离、切割组织的效应。其原理为:飞秒激光以极低的能量(几个 μJ)瞬间在极小的空间产生极高的能量密度,使组织电离并形成等离子体。等离子体产生的电磁场强度比原子核对其周围电子的作用力还大数倍,使组织通过光裂解爆破产生含二氧化碳和水的微小气泡。成千上万紧密相连的激光脉冲产生数以万计小气泡所连起的微腔。飞秒激光可聚焦 $2 \sim 3~\mu m$ 直径的空间区域,可精确到 $1~\mu m$ 级别的切割。依靠激光束焦点处的微等离子体形成的光裂解作用,在角膜基质中产生微小气泡并融合连成线形切割和切开,即依靠等离子体的光裂解作用形成切面(图 4-1)。

激光与有机体组织的相互作用,主要有 5 类:①光化学作用(photochemical interaction);②光热作用(thermal interaction);③光切削作用(photoablation);④等离子体致切削作用(plasma induced ablation);⑤光致裂解作用(photodisruption)。飞秒激光光致裂解作用与准分子激光光化学作用所致的创伤愈合反应都极其轻微,在不良反应如机械和热效应上也非常相似,都具微创性。

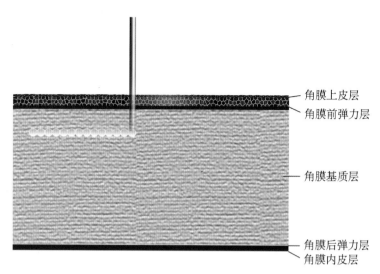

角膜上皮层
角膜前弹力层

角膜基质层

角膜后弹力层
角膜内皮层

图 4-1　飞秒激光基质内扫描模式图

　　飞秒激光的特性还包括在透明材料中几乎无衰减地直达聚焦点,因此飞秒激光可以在不损伤角膜上皮和前弹力层的条件下准确地"切"开角膜基质层,且几乎无热效应,周围组织损伤极小。离体猪眼实验显示,飞秒激光对邻近角膜组织的热损伤及机械损伤在微米级、飞秒激光脉冲能量在 $1\sim2~\mu J$、光斑直径在 $5\sim10~\mu m$ 即可精确制作角膜瓣。

　　飞秒激光最早用于制作角膜瓣的动力来自于:机械板层刀制作角膜瓣厚度的预测性不够完善,为了提高视觉质量而发展起来的个体化切削特别是波前像差引导的切削技术,更加迫切期待更精确、均匀、更具预测性的角膜瓣。新鲜离体猪眼以及活体兔眼飞秒激光术后的组织病理学观察研究表明,飞秒激光对周围组织的机械和热损伤极小,激光靶区域内可观察到角膜组织只发生轻微的创伤反应,角膜瓣边缘光滑,对后弹力层和内皮组织无影响。

　　飞秒激光脉冲聚焦在直径约为 $3~\mu m$ 的角膜组织,精确度在 $1~\mu m$ 左右。相对低而稳定的负压吸引、固定眼球,激光发射系统有平的玻璃镜头将角膜压平,或有曲面的镜头将角膜曲率保持,飞秒激光以螺旋或折返的方式按照设计的大小、厚度制作板层角膜瓣或切除一个基质透镜组织。

飞秒激光的脉冲在瓣周边以任意角度侧切,比如垂直90°制作侧切,有助于减少角膜瓣移位和上皮植入的可能。所制瓣的蒂部,瓣的大小、厚度、边缘角度、蒂的宽度和位置都可以根据实际需要或术者的设计要求选定。

我最早接触飞秒激光的相关文献是在2002年,但是当时国内没有飞秒激光的样机。2年后我看到飞秒激光在眼科应用的文献增加,于是联系在上海一所大学的飞秒激光实验室,曾带了离体猪眼去,结果非常沮丧地返回,因为那里的飞秒激光对猪眼球完全不起作用。后来我才明白,飞秒激光的放大系统很重要,而国内当时没有该系统,所以无法用于切割角膜。飞秒系统的重要构成为振荡器、展宽器、放大器和压缩器。在振荡器内获得飞秒激光脉冲,展宽器将飞秒种子脉冲按不同波长在时间上拉开,而放大器使这一展宽的脉冲获得充分能量。最后,压缩器把放大后的不同成分的光谱再会聚到一起,恢复到飞秒宽度,从而获得具有极高瞬时功率的飞秒激光脉冲。通过控制光斑大小、点间距和位置,飞秒激光才可在角膜内完成任意几何图形的精确切割。

国内最早开始应用飞秒激光进行角膜屈光手术是在2005年8月。上海一家民营眼科医院有前瞻性的眼光和思路,率先将飞秒激光这一高科技手段造福于国内的近视患者。在田纳西州Nashvill行医的王明旭,是华人中最先开始飞秒激光实践并促成飞秒激光在我国国内临床应用的专家,他以很高的热情培训我国早期的飞秒激光医师。孙同主任等在飞秒激光应用(如Intralase)中非常出色。

飞秒激光手术在国内迅速受到欢迎,不仅消除了患者对传统机械"刀"LASIK的恐惧心理,而且飞秒激光过程中患者主观感受较机械刀舒适。飞秒激光制瓣时安静无声,眼球压力适中,患者的异物感、酸胀不适感较轻微。而角膜刀在制瓣时角膜刀片高速震动的声音可增加焦虑不安,眼压上升速度快、峰值压力高,患者酸胀感很明显并可能出现一过性视矇。

2007 年我们开展飞秒激光特殊扫描下的角膜屈光效应的基础研究,探讨不切开兔眼角膜的多层扫描下的角膜屈光力变化以及病理组织学的改变。2008 年我们在通过伦理委员会的论证后,开展人眼飞秒激光扫描后的屈光效应研究。与此同时,我国的飞秒激光 LASIK 病例逐年增加。

2007 年末我在美国短期访学,Holladay 医师给我很大的启发。我相信飞秒激光会在国内快速普及,虽然其发展的轨迹未必如当年准分子激光一样,但一定会有一段"快速增长期"。2009 年以来,我国的飞秒激光仪总量增加了 2 倍。鉴于飞秒激光在角膜屈光手术上的优势,我国拥有准分子激光仪(近 900 台准分子仪)的眼科或屈光手术中心,一定会面临新的机遇和挑战。

迄今飞秒激光最重要的贡献是用于屈光性角膜手术中。自从 2002 年飞秒激光开始应用于屈光手术以来,目前飞秒激光主要用于 LASIK 制瓣。应用飞秒激光制作角膜瓣已经在美国等发达国家成为 LASIK 制作角膜瓣的主流方法。前几年美国近 60% 的 LASIK 使用飞秒激光技术;在日本的比例则达到 85% 以上,并且还在增加中;在我国飞秒激光 LASIK 也在增长。当然,飞秒激光设备价格贵、维护费用高,在我国只有一些大型医院或资本具备的眼科才拥有该设备,飞秒激光技术的普及也有一定制约性。

飞秒激光制瓣即飞秒激光制作角膜瓣联合基质面行准分子激光切削(Femto‑LASIK),是飞秒激光角膜屈光手术 3 种主要的模式之一,其他术式还包括:飞秒激光制作隧道的角膜基质环植入术(femto-second intra corneal ring segments, Femto‑ICRS)、飞秒激光角膜基质透镜切除术[以飞秒激光角膜磨镶术即飞秒激光制作角膜瓣后在瓣下切除透镜形状的基质（femtosecond laser keratomileusis）和基质内切削（intrastromal ablation）命名〕。

当前 LASIK 中的飞秒制瓣得到广泛认可，飞秒激光所制角膜瓣可按照预设参数在计算机精确控制下完成，相比传统机械刀的角膜瓣制作优点十分显著。全激光手术（飞秒激光＋准分子激光）、全飞秒手术（基质透镜切除术）、飞秒激光老视矫正等为屈光手术带来革命性的变化。

飞秒激光在角膜穿透性移植、板层移植、内皮移植等治疗性角膜手术中的作用也日益受到关注，在角膜隧道制作、角膜胶原交联等技术上，飞秒激光也发挥作用。

飞秒激光晶体乳化手术、飞秒激光晶体前囊膜撕囊、飞秒激光晶体屈光性手术等，呈现出令人欣喜的态势。

飞秒激光在眼其他组织如巩膜、小梁网等的作用及机制研究，也可能为青光眼等眼病诊治提供新的途径。

第二节　飞秒激光屈光手术优势与局限性

飞秒激光角膜制瓣的优越性主要体现在 LASIK 中角膜瓣制作的较高安全性和精确预测性，现国内外文献都表明飞秒激光角膜瓣厚度具有高度的均一性、规整性、精准性，有效避免金属角膜刀制瓣相关的医学并发症（图 4－2）。飞秒激光按照预设的厚度、直径与边角形成均匀一致的角膜瓣，瓣的质量不会受角膜曲率、硬度、大小及厚度的影响，即角膜的个体差异不会对飞秒激光角膜瓣质量带来影响。更进一步，根据屈光度数、瞳孔直径、角膜直径等来设计角膜瓣的厚度、直径、中心位置、蒂部位置、边缘角度，个体化定制角膜瓣将更有助于获得最佳临床效果。

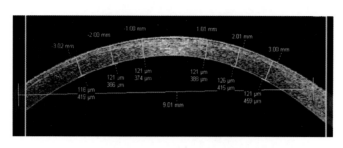

图 4-2　飞秒激光制作 120 μm 角膜瓣的均匀性佳

相比之下,传统机械板层刀制作角膜瓣则受诸多因素影响,比如:①角膜陡与平;②角膜大与小;③角膜厚与薄;④角膜黏滞性及硬度;⑤眼内压;⑥负压因素;⑦刀头与刀片因素。

飞秒激光基质透镜切除术 FLEx/SMILE 则提供了一个崭新的术式,其微创及对角膜生物力学的影响更小,其高度是当前其他角膜屈光手术所不能达到的。飞秒激光波长位于近红外光谱段,生物组织对飞秒激光基本上不吸收,在焦点区域外不产生附加损害。SMILE 术中一个完整、精确的组织透镜的切除,只从微小切口处取出,避免对角膜上皮的伤害,角膜透明性恢复快,在提高手术安全性的同时,角膜愈合更快。

FLEx/SMILE 本身具有飞秒激光 LASIK 优势:

(1) FLEx/SMILE 手术不需要医师调整设计方案(nomogram),不因环境、角膜条件和医师的操作习惯而影响效果。

(2) FLEx/SMILE 手术切除的透镜厚薄均匀一致、边缘整齐、预测性和精确度好。

(3) FLEx/SMILE 手术对周围组织损伤微小。

(4) FLEx/SMILE 手术与飞秒 LASIK 一致,可制作较板层刀更薄的角膜瓣,保留更厚的后基质床。对于角膜厚度偏薄者也有益。

(5) FLEx/SMILE 手术可能减低屈光回退的风险。

随着技术进步,FLEx/SMILE 手术优势也会随飞秒激光硬、软件包括设备的改进而更加显著。比如,飞秒激光器的耗能较之前减少(如 VisuMax 激光器每个脉冲的能量仅 170 nJ),这就意味着透镜切除引起的组织损伤更小,术后角膜的炎症反应更轻;飞秒激光的脉冲频率也正逐步提高,这就使得切削的速度更快,手术时间更短。

FLEx/SMILE 当前还存在局限性:

(1)FLEx/SMILE 手术目前只有 VisuMax 激光仪可以完成,购买及维护的成本较为昂贵,对 FLEx/SMILE 手术推广应用有影响。

(2)FLEx/SMILE 手术对于低度近视可能不作首选,当前飞秒激光矫正低度近视所需切除透镜较薄,经小切口完整取出的技术难度加大。

(3)FLEx/SMILE 手术对于高度近视度数较深者需切除的透镜偏厚时,可能出现潜在层间间隙。

(4)飞秒 LASIK 本身较成熟,其应用惯性对于透镜切除术式的推广也有影响。

(5)适合飞秒 LASIK 的,不必非要做 FLEx/SMILE。

第三节　概　　念

一、飞秒激光的概念

飞秒激光是一种以脉冲形式运转的红外线激光,其波长为 Intralase 1 053 nm、FEMTO LDV 1 045 nm、VisuMax 1 043 nm,持续时间非常短,只有几个飞秒,是人类目前在实验条件下所能获得的最短脉冲。1 飞秒等于$1×10^{-15}$秒,即 1/1 000 万亿秒。

二、"全激光"手术的概念

在角膜屈光手术领域特指应用飞秒激光而不是用机械板层刀制作

角膜基质瓣的准分子激光手术,也包括不需要角膜基质瓣的激光手术。类型:①飞秒激光＋LASIK;②PTK＋PRK;③表层切削中的 PRK 和 LASEK,但不包括 Epi－LASIK;④飞秒激光 SBK;⑤广义上也含全飞秒手术 FLEx 和 SMILE。

三、"全飞秒"手术的概念

此屈光手术领域特指 FLEx、SMILE、飞秒激光类小切口角膜基质透镜切除术、飞秒激光老视矫正术。在治疗性角膜手术领域也可指飞秒激光角膜移植术。

四、飞秒激光基质透镜切除术的概念

飞秒激光基质透镜切除(femto-second lenticule extraction,FLEx)术通过取出飞秒激光制作的基质内镜片实现改变眼屈光状态的全新角膜屈光手术。飞秒激光在角膜基质层间进行两次不同深度的扫描,两次扫描分别按照预设的角膜瓣深度和需矫正的屈光度数进行,相当于切除一个透镜式的片状角膜组织,掀角膜瓣,分离并取出该片状角膜组织,将角膜瓣复位即可(图 4－3)。

FLEx 的首个临床研究报道由 Sekundo 等在 2008 年发表。手术是在切除取出一个透镜后,沿制作的透镜边缘用飞秒激光垂直环形切开角膜(保留约 50°的蒂),如同制作了一个角膜瓣,再打开角膜瓣将透镜取出。共收集 10 例 10 眼,患者术前的屈光状态为(－4.73±1.48)D,目标屈光值均设为－0.75D。术后 6 个月,10 例患者的平均屈光值为(－0.33±0.61)D,其中靶屈光值波动在 1.00D 内者占 90％,0.50D 以内者控制在 40％。而患者的角膜地形图均显示正常,也未见明显高阶像差的出现。同时,所有患者的满意度较高,提示较好的术后视觉质量。

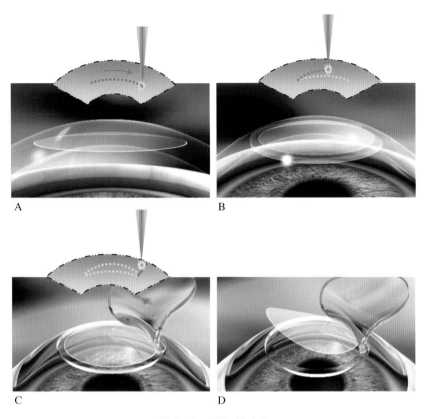

图 4 - 3 FLEx 模式图

五、飞秒激光微小切口基质透镜切除术的概念

飞秒激光微小切口基质透镜切除术（small incision lenticule extraction，SMILE）是指飞秒激光在角膜基质层间进行两次不同深度的扫描，分别为制瓣和透镜切除，所不同的是角膜瓣的边缘仅仅作 4 mm 弧度的侧切即一个跨度较小（约 2 个钟点）的周侧切口，对于整个瓣周而言基本保持无切口。顺着微切口分离并取出透镜式片状角膜组织，整个过程不掀角膜瓣（图 4 - 4）。

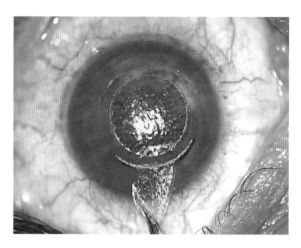

图 4-4　SMILE 的切口形状如微笑的嘴形

SMILE 整个过程实现了真正意义上的微创化,角膜生物力学性质维持更好,也可避免角膜瓣引起的像差变化。

六、飞秒激光 LASIK 的概念

飞秒激光制作角膜瓣,以准分子激光按预设参数切削角膜基质后,复位角膜瓣。与常规 LASIK 的不同在于制瓣使用不同工具,不用刀。

七、飞秒激光胶原交联术的概念

飞秒激光在前弹力层下扫描,作侧切小切口,注入核黄素溶液,再联合胶原交联紫外线照射的术式。

第四节　飞秒激光设备

当前我国 SFDA 通过认证的飞秒激光仪有 VisuMax(图 4-5)、Intralase(图 4-6)、FEMTO LDV(图 4-7),还有如 Femtec 等飞秒仪在

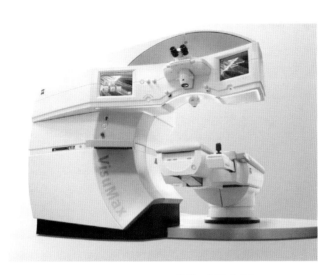

图 4-5　VisuMax 飞秒仪（蔡司公司）

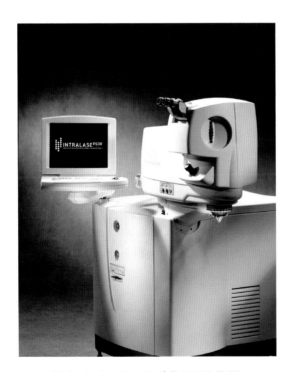

图 4-6　Intralase 飞秒仪（AMO 公司）

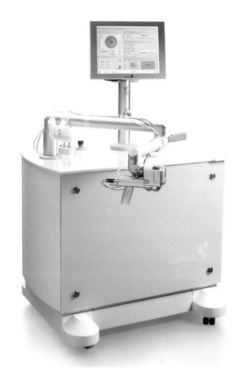

图 4-7 FEMTO LDV 飞秒仪（Ziemer 公司）

认证过程中。需要特别指出，飞秒激光仪在不断改进和发展中，各类参数正在以更合适的调整来符合手术的要求。比如：物镜数值孔径越大，焦点光斑越小，达到强度阈值所需能量越低；脉冲持续时间越短，脉冲能量强度越高；在强聚焦下脉冲持续时间越短，达到强度阈值的能量越少。这些涉及飞秒性能的重要参数，在设计中将被更好地改造。飞秒激光手术设备会涉及各飞秒仪器的参数和比较，每种飞秒仪都有共性和特色、各有所长，对于应用的医师来说，务必掌握各自的特点，重要的是发挥出各自特色优势。举例国内三种飞秒仪，择要介绍如下。

VisuMax 500 kHz 于 2010 年引入我国。VisuMax 不仅仅定位于角膜制瓣，通过使用超低的激光能量，高精度的光学系统聚焦，辅以 500 kHz

高速发射频率,呈现三维立体精确切割。VisuMax 的功能已不再局限于飞秒制瓣,而成为了一个独特的角膜手术系统,可以根据患者术眼特异性来调整各项参数,从而进行更广泛的临床应用,如角膜移植和崭新的 all-in-one/ReLEx/SMILE 等全飞秒屈光手术。

Intralase 采用锁模二极管泵浦的 Nd 玻璃全固态飞秒激光发生装置,产生波长为 1 053 nm 的近红外飞秒激光,重复频率为 60 kHz(最高达 150 kHz),脉冲周期为 600~800 fs,最大脉冲峰值能量约为8.3 MW。自从 2002 年 Intralase 飞秒激光第 1 个经 FDA 批准正式进入临床应用以来,全球装机量已经超过 850 台,已经有超过 250 万例采用 Intralase 飞秒激光制瓣的 LASIK,仅在美国就有 50% 以上的 LASIK 采用 Intralase 制瓣。它也是最早进入我国的飞秒激光仪,安全有效,稳定可靠。

FEMTO LDV 飞秒仪于 2006 年通过 FDA 认证,并在 2009 年底通过 SFDA 进入中国,将飞秒手术提升到兆赫级切割频率的水准,其飞秒激光的小光斑、低能量(约为传统飞秒的 1/50)对角膜周围组织的影响极小,切削面产生的气泡是当前同类飞秒仪中最小的,且掀瓣后气泡立即消失,无需等待便可立即进入准分子手术程序。FEMTO LDV 飞秒仪体积紧凑,适配任何准分子激光设备,可以灵巧推动,适用于一台以上准分子仪配置的手术室而无需占用专门空间,实用安全。

飞秒激光可以实现基质透镜切除,目前具备此项功能的是 VisuMax 飞秒仪。VisuMax 采用弧形角膜镜模式,最大限度保持了角膜的自然弧度,为基质内透镜的切除提供可能。透镜切除的度数准确性与准分子激光切削媲美甚至更好,因为准分子激光的精确度很大程度上依赖于角膜术中环境和组织特性(诸如角膜含水量等的变化),而飞秒激光在上皮屏障完整性未受影响的前提下进行透镜切除,是闭合空间内的稳定操作。VisuMax 飞秒激光术中眼压控制非常到位,瞳孔变化很小,在扫描过程中患者几乎都可以保持注视直至中心扫描和侧切。

飞秒激光的功能若仅定位在"飞秒刀",就如同机械板层刀一样。飞秒激光用计算机预先设置的扫描模式、钝性分离得到均匀、光滑的角膜层,扫描光斑可采用光栅模式(在水平线上来回扫描)和螺旋模式(从中心向周围螺旋形扫描)。如用 Intralase 和 FEMTO LDV 飞秒激光代替刀的作用,需要先用压平镜将角膜压平,相当于压出一个矩形组织然后飞秒激光扫描制作角膜瓣,这类飞秒仪不行曲面的切开,不做角膜基质透镜的切除,掀开角膜瓣后,通过准分子激光行扫描切削。

是仅仅制作角膜瓣,还是定位于全飞秒的基质透镜切除术,代表飞秒激光的不同模式,两个模式各有特点,临床上应个体化选择,在将来,会有更多的飞秒模式出现。

第五节　适应证与禁忌证

一、飞秒激光角膜屈光手术适应证的原则

飞秒激光角膜屈光手术更快捷、更精确、更安全、更稳定、更完善的优势是建立在严格的适应证基础上的,飞秒 LASIK 的适应证与常规板层刀制作的角膜瓣 LASIK 十分接近,需遵循以下几个原则。

(1) 飞秒瓣 LASIK 最佳适应证是中高度近视、远视、散光和老视。

(2) 青年因参军、招工等原因要求激光手术但不适合表层手术(如随访时间受限等)、常规机械刀角膜瓣 LASIK 条件受限和(或)风险高者,应该推荐飞秒 LASIK。

(3) 符合常规 LASIK 手术的,至少我国当前阶段不要强求做飞秒LASIK,也要综合考虑患者的经济能力和现实要求。

（4）飞秒 LASIK 不适合作为超高度近视的首选，即使是飞秒薄瓣 LASIK。

（5）飞秒激光 FLEx 和 SMILE 的适应证在探索中，通常近视＜－3D 不首先考虑，因为制作的角膜基质透镜片太薄会给取出的操作带来困难，而近视＞－10D 或散光＞6D 当前也不考虑。

（6）飞秒激光老视矫正的适应证需要考虑单眼视等因素。

二、飞秒激光角膜屈光手术适应证

（1）必须是精神心理健康、具备合理的摘镜愿望和合适的术后期待心态者。

（2）年龄≥18 周岁。

（3）近视者屈光状态相对稳定＞2 年（每年递增≤0.5D）。近视≤－12D，散光＜6D。

（4）远视＜＋6D。

（5）角膜中央厚度≥480 μm，预设切削后的角膜基质床厚度＞250 μm。前后表面高度位于正常值区间。角膜水平径 W－W 在 11～12.5 mm。

（6）老视。

（7）角膜地形图引导和像差引导的个体化切削。

（8）飞秒激光 FLEx 和 SMILE：近视－3D～－10D，散光＜6D。

（9）PRK 及 LASEK 的补矫。

（10）人工晶体植入术后的残余屈光不正。

（11）符合透镜切除的厚度要求但不适合 PTK 的角膜前中基质混浊。

三、飞秒激光角膜屈光手术绝对禁忌证

（1）未经心理或精神科会诊或心理精神科医师未签署意见的精神心理异常者。对飞秒手术不切实际的期待者。

（2）眼及眼附属器活动性炎症、肿瘤。

（3）圆锥角膜。

（4）全身患有结缔组织疾病和自身免疫系统疾病，如系统性红斑狼疮、类风湿关节炎、多发性硬化和糖尿病等。

（5）重度睑裂闭合不全。

（6）角膜内皮异常。

（7）严重眼表疾病如干眼症。

（8）女性孕期和哺乳期。

四、飞秒激光角膜屈光手术相对禁忌证

（1）对手术认识欠缺或期望值过高，但经过医患反复交流达成共识者；抑郁症等精神心理异常经治疗后痊愈者。

（2）近视＞－12D。

（3）角膜水平径 W－W 过小或过大。

（4）暗瞳直径＞7.5 mm。

（5）独眼。

（6）病毒性角膜炎（2 年内未复发）。

（7）晶状体密度增加。

（8）视网膜脱离手术史、黄斑出血史。

（9）角膜厚度＜480 μm。

（10）轻、中度睑裂闭合不全。

（11）药物可控的高眼压和青光眼。

（12）女性经期。

（13）远视＞＋4D。

第六节　术前检查与术前准备

一、术前检查

（1）常规全面眼科检查：裸眼远、近视力、BCVA、眼压、眼位、BUT、角膜荧光素染色、眼轴（IOL－Master 或 A 超等）、裂隙灯和检眼镜检查、散瞳后三面镜检查。

（2）屈光检查：综合验光、像差检查。

（3）角膜地形图检查：Pentacam 系统检查角膜前、后表面形态。

（4）眼前节生物测量：角膜厚度、前房深度、晶体密度。

（5）角膜水平径 W－W 测定。

（6）暗瞳直径测量。

（7）对比敏感度及眩光对比敏感度检查。

（8）老视检查（＞40 岁者）。

（9）主导眼测定。

二、术前准备

包括术前宣教、固视训练和术前用药。在引导患者消除焦虑和紧张的同时，需向患者说明术中可出现"视力下降"、"红光"、"白茫茫"等主观体验，以使患者更好地配合手术。术前应该停戴软性角膜接触镜 1 周。在家中做注视训练时，模拟躺在手术床上训练。术前一天心情放松、休息充足，有助于患者手术当天拥有良好的精神状态。

（1）术前 3 日起应用广谱抗生素眼液滴眼,如左氧氟沙星眼水或妥布霉素眼水,每日 4 次。

（2）术前人工泪液滴眼,如羧甲基纤维素钠眼水、玻璃酸钠眼水或右旋糖酐眼水,每日 4 次。

（3）术前进行单眼注视训练。

（4）手术当日禁忌眼部化妆品。

三、手术室与设备器械准备

（1）飞秒激光仪与准分子激光仪的准备:飞秒仪应置于层流洁净手术室。室内清洁、无尘、具有合适湿度和温度:控制手术室温度 18～22℃,湿度 40%～50%。常规激光仪术前维护与检测,注意隔离可能有干扰的其他电子设备。

（2）专用负压锥的准备。注意备好大、中、小齐全的规格。

（3）器械准备:边缘分离钩、显微剥离子、专用显微镊(图 4-8)。

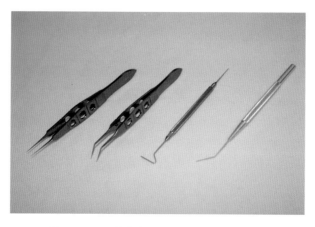

图 4-8 飞秒激光屈光手术主要手术器械

第七节　手术流程与技术

无论飞秒激光 LASIK 还是 FLEx 和 SMILE,基本手术规范和技术是一致的。飞秒激光仪在手术前务必提前开机、输入密码,飞秒激光仪初始化时间在 20~45 min,自动检测能量后进入主界面。

一、飞秒激光 LASIK

若拟行飞秒激光 LASIK,需同时将准分子激光仪开机,按要求测试能量和定中心。

飞秒激光 LASIK 患者准备与板层刀 LASIK 基本一致。

患者进入手术室的常规必须严格遵守,并仔细核查患者资料与数据。

1. VisuMax 飞秒激光手术规范程序

(1)仰卧体位,常规消毒铺巾、冲洗结膜囊。

(2)0.4%盐酸奥布卡因表面麻醉 5 min 1 次,共 2 次;也可在准备室第 1 次洗眼后点 1 次,开睑时再点 1 次。

(3)进入 VisuMax 输入手术参数;选择使用者,并输入密码后,进入主界面(图 4 - 9,4 - 10)。

(4)置开睑器前,医师、护士、技术员(激光工程师)再次复核患者资料,核对患者姓名、性别、出生年月日、术眼、术式,并复核输入的所有数据包括能量设置、边角设计、瓣厚度与直径设计等。

(5)按图形指导界面所显示的流程,从设计区移到治疗区。再次确认角膜瓣直径,选用与角膜直径和切削区域相称的瓣大小(7.9~8.8 mm)、角膜瓣厚度(80~140 μm)、边角设置如 90°,瓣蒂位置以 12 点位置为宜(也可在鼻侧或颞侧)。按继续键。

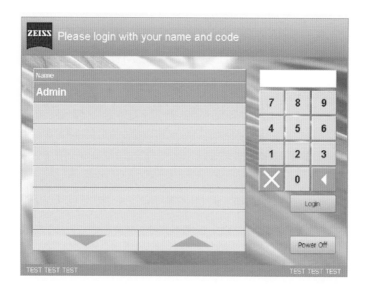

图 4-9 使用者登录手术系统

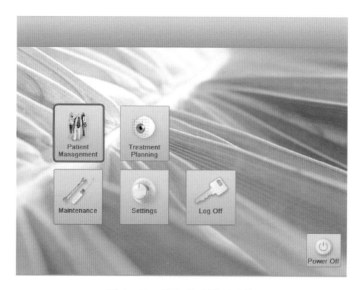

图 4-10 进入患者管理系统

点击图标:""进入患者数据管理界面(图 4 - 11)。

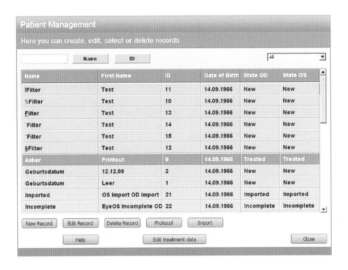

图 4 - 11　选择患者

点击 New Record 按钮,输入患者基本信息后,选择手术模式(图 4 - 12)。

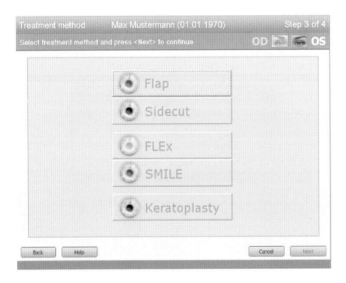

图 4 - 12　选择切削模式:制瓣、侧切、FLEx 等

输入相关角膜基本参数,如曲率、角膜厚度、屈光度数等。此数据可与准分子设备共享,无需重复输入。输入屈光度数则是为了调整内置的屈光镜片,可以使患者术中看得更清楚(图4-13,4-14)。

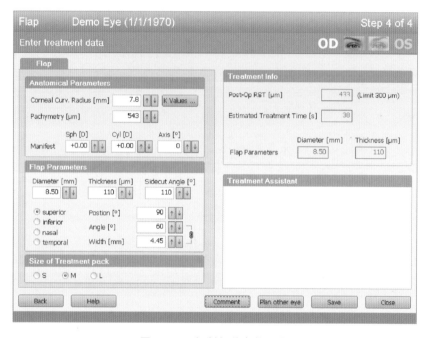

图 4-13　切削相关参数设置

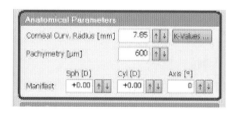

图 4-14　输入角膜曲率、厚度

输入角膜瓣参数,如瓣直径、厚度及侧切角、蒂的位置及宽度(图4-15)。

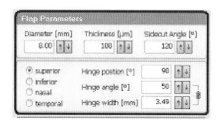

图 4-15 设置瓣相关参数

相关的参数变化会在另一侧屏以模拟图形界面形式显示(图 4-16)。

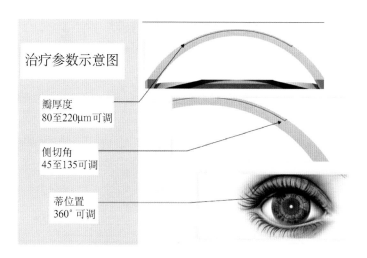

图 4-16 瓣相关参数示意图

确认数据无误后,点击 ▢ Save ▢ ,保存并退出。

(6)在对话窗引导下连接负压环锥。激光仪自动监测,在接近90% 时绿灯显示,提示患者注视该绿色指示灯。

(7)在对话窗提示角膜进入锥后,在患者保持注视时,正对视轴与 角膜交点为中心轻轻升高术床,使负压锥镜准确压到角膜上(可与瞳孔 中心对应)。启动负压。

（8）负压到位，在提示音后，启动飞秒激光扫描。需观察压力维持情况直至扫描结束（图 4 - 17，4 - 18）。

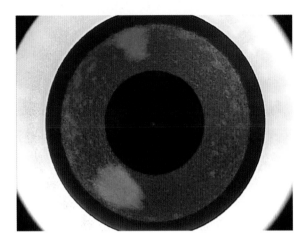

图 4 - 17　飞秒激光扫描中，瞳孔未明显变化，表明眼内压适中

图中左下角可见不透明气体层（opaque bubble layer，OBL）发生

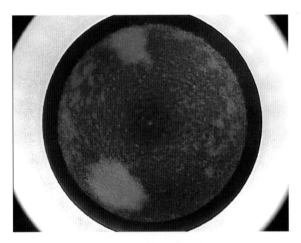

图 4 - 18　层间扫描完毕，侧切时需避免患者移动头位等

（9）激光扫描时间 22～25 s，均匀细腻，任何噪声或扫描进程变化均应视为异常。新软件下激光扫描为 14～16 s，更快捷。

（10）角膜制瓣完成后转台或转到休息区，患者自然闭目休息5～20 min。

（11）于准分子激光仪下，常规无菌操作，掀角膜瓣。可用显微铲掀瓣或用显微镊掀瓣（图4-19～4-22）。

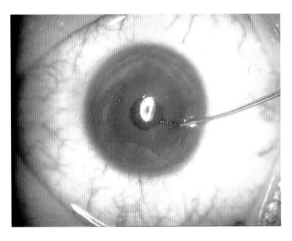

图4-19　起边时注意沿着边痕插入，避免盲目地摩擦致上皮边状脱失。可以呈90°垂直插入并迅速倾斜插入层间

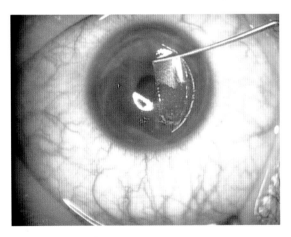

图4-20　用分离器逐步伸入层间，避免以急速的力量操作，在超薄瓣时更需注意，防止瓣撑破

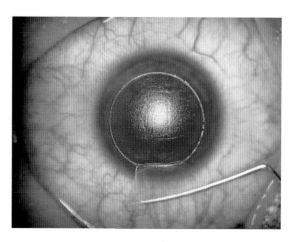

图 4 - 21　翻转瓣,蒂部分离不宜过多,可用微撕的
操作使瓣蒂宽度合适

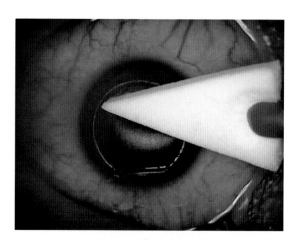

图 4 - 22　维持合适的基质水化程度,
可用湿棉签轻润基质面

(12) 准分子激光扫描切削:激光扫描时嘱患者正视上方红灯或绿
灯(不同激光仪的注视灯颜色不同)。尽量保持眼球静止至激光扫描结
束(图 4 - 23)。

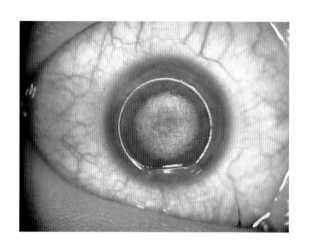

图 4‑23 准分子激光扫描的进程与传统 LASIK 一致

（13）角膜基质床和瓣层间冲洗（图 4 - 24）。

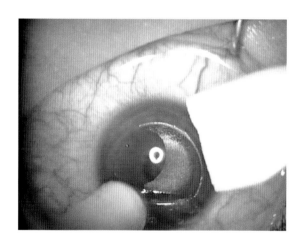

图 4‑24 准分子激光扫描后的冲洗

避免金属器械的再接触，可用持续 BSS 冲洗瓣面与基质面

（14）角膜瓣复位，整复瓣缘（图 4 - 25，4 - 26）。

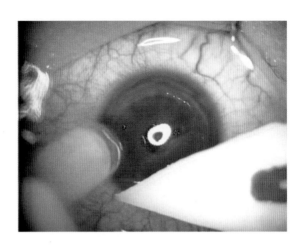

图 4 - 25 在流动的 BSS 下"顺水推瓣"予以复位

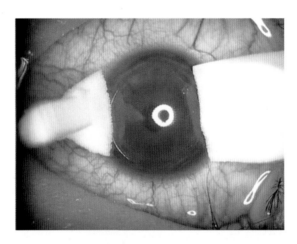

图 4 - 26 飞秒瓣的边缘由于成 90°角,只需汲干层间液
体即可立刻显示完美的边沿

（15）置角膜接触镜（图 4 - 27）。

（16）点抗生素和激素眼水。

（17）在手术室的裂隙灯显微镜下复查角膜与接触镜情况（图
4 - 28）。

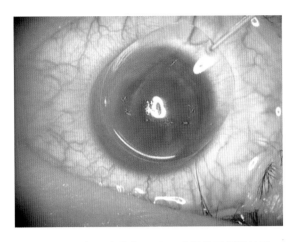

图 4‑27　在飞秒激光 LASIK 后通常不需置接触
镜或留置接触镜 2～6 h 后即取出

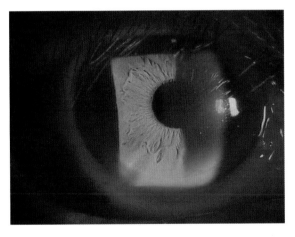

图 4‑28　术后在手术室内裂隙灯下检查，
观察瓣位置及瓣下情况

（18）术毕。

注意：①通常需控制进入手术室人员流量。②术中医师可随着进程耐心地引导患者放松地配合手术，如指导患者通过缓慢的腹式呼吸来缓解主观不适，特别是保持眼位固定。在吸环吸住眼球时可能会有眼胀或其他不适感。将压平镜压到角膜上时，眼胀可能略加重。注意舒缓的语言提示患者会有利于患者放松。③一次性飞秒套件不应重新消毒重复使用于患者。④瓣层间的水分和二氧化碳在飞秒扫描后 5～20 min 吸收,角膜恢复透明,因此略等待后再掀开角膜瓣行准分子激光是可取的方法,也利于术中瞳孔跟踪。⑤准分子激光切削同普通 LASIK 一样,激光扫描时嘱患者正视上方红灯或绿灯(不同激光仪的注视灯颜色不同)。尽量保持眼球静止至激光扫描结束。

2. Intralase 飞秒激光手术规范程序

(1) 仰卧体位,常规消毒铺巾、冲洗结膜囊。

(2) 0.4%盐酸奥布卡因表面麻醉 5 min 1 次,共 2 次;也可在准备室第 1 次洗眼后点 1 次,开睑时再点 1 次。

(3) 置开睑器前,医师、护士、技术员(激光工程师)再次复核患者资料,核对患者姓名、性别、出生年月日、术眼、术式,并复核输入的所有数据包括能量设置、边角设计、瓣厚度与直径设计等(图 4 - 29)。

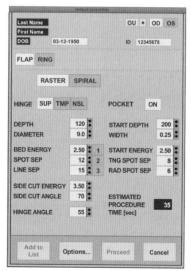
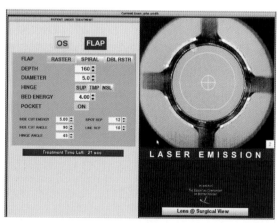

图 4 - 29　Intralase 飞秒激光设计界面

（4）按界面所显示的流程进行。再次确认角膜瓣直径，选用与角膜直径和切削区域相称的瓣大小（5.0～9.5 mm）、角膜瓣厚度（90～400 μm）、侧切角设置（30°～90°）、行距及列距设置（如 8 μm×8 μm），瓣蒂以 12 点位置为宜（也可在鼻侧或颞侧）。按继续键。

（5）检查并连接负压吸引组件，安装压平锥镜（图 4-30）。

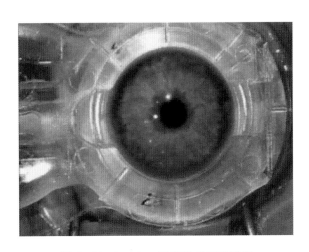

图 4-30　Intralase 飞秒激光压平锥镜

（6）将负压环吸引在患者眼表，调整手术床及激光臂位置，使压平锥镜置于负压环当中，锁定。当压平锥镜向上移动时绿灯亮起，激光仪内部检测系统开动（图 4-31）。

（7）可在操作界面的实时图像中根据瞳孔中心精调角膜瓣的位置，确认无误后启动激光。

（8）激光扫描时间 20～25 s，因瓣直径不同而略有差异。呈列阵扫描，偶可见气泡横向或纵向穿入角膜组织，甚至通过蒂所形成的口袋进入结膜下，或进入前房（图 4-32）。

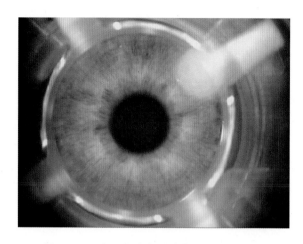

图 4-31 当绿灯亮起时内部检测系统开动

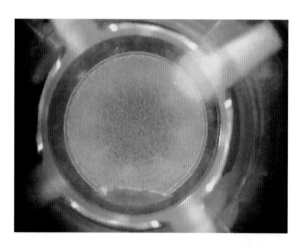

图 4-32 Intralase 飞秒激光呈阵列扫描并完成侧切

　　（9）无气泡患者可直接掀瓣继续手术；少量层间气泡可使用掀瓣器轻轻压除；明显角膜气泡或前房气泡可能影响跟踪，可静置 15～30 min，待气体吸收后再行后续手术（图 4-33）。

　　（10）于准分子激光仪下，常规无菌操作，用掀瓣器掀开角膜瓣。

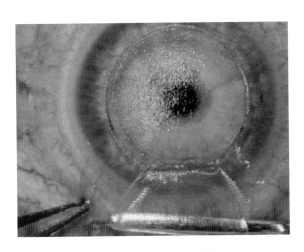

图 4 - 33 扫描完成,掀瓣

(11) 准分子激光扫描。激光扫描时嘱患者正视上方红灯或绿灯（不同激光仪的注视灯颜色不同）。尽量保持眼球静止至激光扫描结束。

(12) 角膜基质床和瓣层间冲洗。

(13) 角膜瓣复位。

(14) 点抗生素和激素眼水。

(15) 在术室的裂隙灯显微镜下复查角膜。

(16) 术毕。

Intralase 激光开机工作后,工程师需按规定查看能量,在合适区间可行激光,手术患者多时,可在每 2～4 个患者后自检能量,手术间隙过长,>1 h 可复测能量。激光扫描方式为光栅式扫描,侧切角度可选择如 70°。

Intralase 激光套件（Intralase FS disposable patient interface）包括 5 个部件:2 个压平锥镜＋2 个吸环组件＋1 个专用注射器。术前复查压

平锥镜镜面是否完好无损和有无异物、注射器是否完备、压力是否正常等。对光检查压平锥镜镜面易觉察正常与否,确认后把压平锥镜上的盖帽重新盖上避免尘屑或棉丝等(图 4-34)。

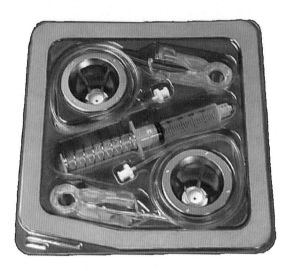

图 4-34　Intralase 激光套件

Intralase 手术医师安装好吸环、压平锥镜,对准患者瞳孔中心并压到角膜上。电脑画面显示压平锥镜未在瞳孔中心时,技术员或护士协助医师进行微调并确认。当激光开始扫描时,仍需严密观察注射器直至扫描结束,激光扫描时间(35±4)s。专用注射器上一般显示负压在 3～4 ml 之间。若负压松脱,需停止激光扫描。

3. FEMTO LDV 飞秒激光手术规范程序　　FEMTO LDV 飞秒激光仪在手术当天提前开机,需要预热和术前检测,同时将准分子激光仪开机,按要求测试能量和定中心。飞秒激光仪的操作平台需无菌手术包,严格无菌操作。

(1)仰卧体位,常规消毒铺巾、冲洗结膜囊。

(2)0.4%盐酸奥布卡因表面麻醉 5 min 1 次,共 2 次。

（3）进入 FEMTO LDV 设计界面，医师与技师复核、确认所输入手术参数（图 4-35）。

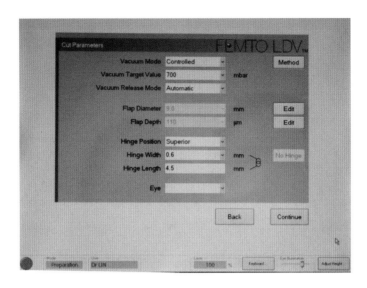

图 4-35　FEMTO LDV 设计界面

（4）术眼置开睑器。

（5）按飞秒界面所显示的流程，置压平锥镜在角膜，注意手柄移动空间（特别是初学者需注意）。再次确认角膜瓣直径，选用与角膜直径和切削区域相称的瓣大小以及合适的厚度（规格有 90 μm，110 μm，140 μm）。飞秒技师可在飞秒激光仪界面操作。

（6）在确认负压环放置合适后，启动负压（图 4-36）。

（7）患者继续保持眼球静止不动，负压到位，在提示音后，启动飞秒激光扫描（图 4-37）。

（8）飞秒激光扫描中因激光头按既定轨迹行进，遮蔽了显微镜的视野，医师需全神贯注飞秒过程，并可轻柔提示患者配合，避免患者移动头位等。

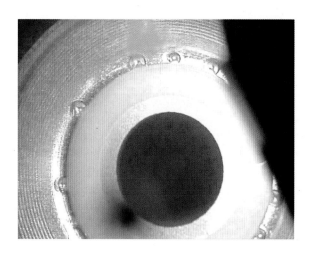

图 4 - 36　FEMTO LDV 压平镜

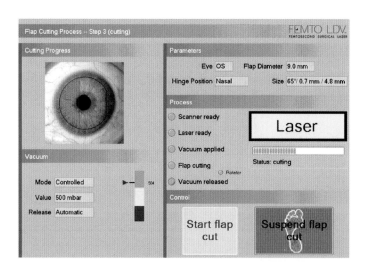

图 4 - 37　FEMTO LDV 飞秒层间扫描界面

（9）激光扫描时间约 25 s。飞秒完成后即移去手柄。在显微镜下开始准分子激光扫描程序（图 4 - 38）。

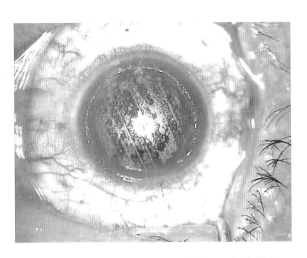

图 4 - 38　FEMTO LDV 扫描完成镜下见气泡微小

　　(10) 患者在飞秒激光与准分子激光扫描之间无需等候,即刻可于准分子激光仪下,常规无菌操作,掀角膜瓣。可用显微铲掀瓣或用显微镊掀瓣(图 4 - 39)。

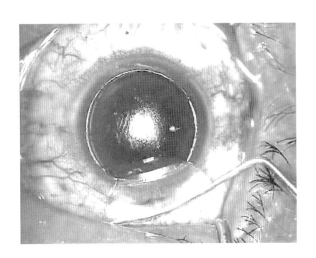

图 4 - 39　掀瓣

（11）准分子激光扫描（图 4 - 40）。

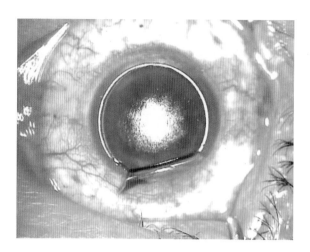

图 4 - 40   准分子激光扫描

（12）冲洗层间基质，复瓣（图 4 - 41）。

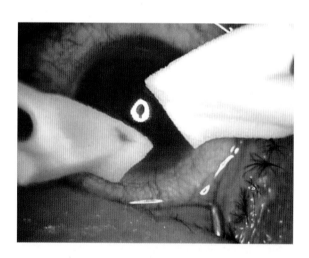

图 4 - 41   BSS 冲洗层间基质及瓣下后棉签辅助瓣复位

（13）术毕。

FEMTO LDV 飞秒仪扫描后的层间气泡较少，可缩短等待时间，即刻开始准分子激光扫描。

二、飞秒激光基质透镜切除术/微小切口基质透镜切除术

飞秒激光基质透镜切除术（FLEx）的第一步：激光扫描完成前中基质内的透镜扫描，在基质内按照所设计形状扫出一个微透镜；第二步：制角膜瓣，类似于经典 LASIK 中使用微型角膜刀制角膜基质瓣；第三步：打开角膜瓣并将扫描成形的微透镜取出，将角膜瓣复位。

飞秒激光微小切口基质透镜切除术（SMILE）的三步与上述相似，所不同的是——第三步不打开角膜瓣，只在微小切口内将扫描成形的微透镜取出。

飞秒 FLEx/SMILE 的手术基本规范及程序与飞秒 LASIK 的前半部分是一致的。以 VisuMax 飞秒激光扫描做基质透镜切除术为例：

（1）仰卧体位，常规消毒铺巾、冲洗结膜囊。基质透镜切除术的激光时间比常规制瓣多 20 s 左右，提醒患者体位处于最放松舒适的位置。

（2）0.4％盐酸奥布卡因表面麻醉每 5 min 1 次，共 2 次。

（3）复核患者资料，复核输入的所有数据，包括能量设置、边角设计、瓣厚度、拟切除透镜的全部参数等。

（4）按界面所显示的流程，从设计区移到治疗区。

（5）在对话窗引导下连接负压环锥。激光仪自动监测，在接近 90％时绿灯显示，提示患者注视该绿色指示灯。

（6）在对话窗提示角膜进入环锥后，在患者保持注视时，正对视轴与角膜交点为中心轻轻升高术床，使负压锥镜准确压到角膜上（可与瞳孔中心对应）。启动负压。

（7）负压到位，在提示音后，启动飞秒激光扫描。需观察压力维持情况直至扫描结束（图 4-42~4-47）。

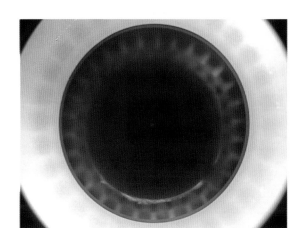

图 4 - 42
启动负压到位后，会有界面指令和声音指令确认，随后开始飞秒扫描

图 4 - 43
先从深层开始做基质透镜切除，是向心性扫描

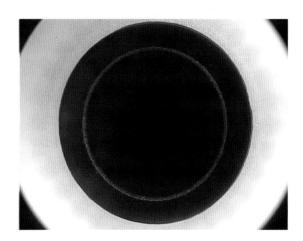

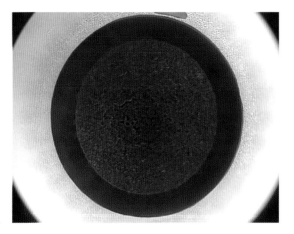

图 4 - 44
透镜层间扫描结束，行 360°侧切

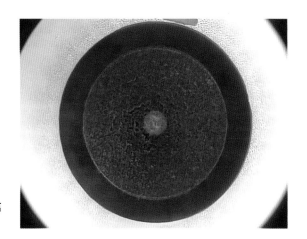

图 4 - 45

浅层扫描即瓣扫描开始,是离心性扫描

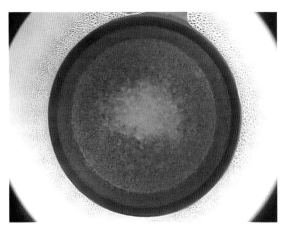

图 4 - 46

瓣扫描及侧切完成,瓣直径大于透镜直径 0.5 mm 以上

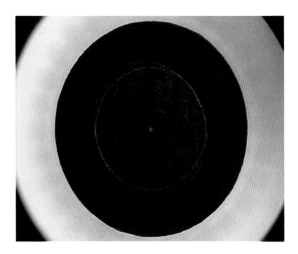

图 4 - 47 散光矫正

可见切削区呈椭圆形

173

（8）激光扫描时间 36～40 s。尽量引导患者保持眼球静止至激光扫描结束（图 4-48）。

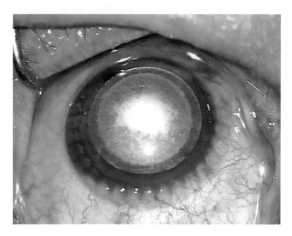

图 4-48　患者继续仰卧于术床，向前平移术床离开锥镜至手术显微镜下，显示良好的瓣外观及透镜边缘，角巩缘处的齿状水肿是负压吸引所致

（9）扫描完成后移动床至外科术野的显微镜下。分离浅层角膜扫描层间即分离透镜的前基质面成角膜瓣。掀开角膜瓣（图 4-49～4-51）。SMILE 的术式，不掀开角膜瓣，仅用显微铲由弧形切口进入，轻轻分离层间组织（图 4-52，4-53）。

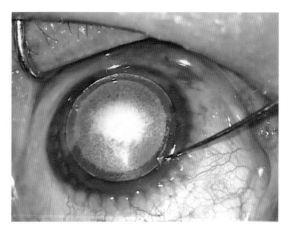

图 4-49　分离器轻擒瓣边并斜插至层间，注意瓣边的上皮保护

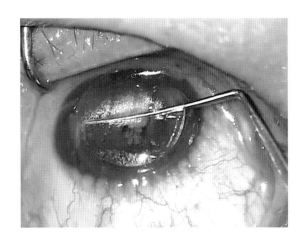

图 4 - 50
插入分离铲将全层瓣分开

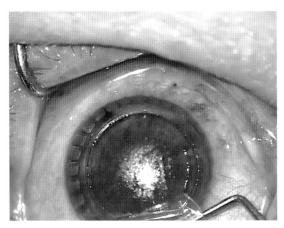

图 4 - 51
轻轻将角膜瓣翻起置于蒂部

图 4 - 52 SMILE 弧形切口

从 12 点开始,轻轻将分离器
伸入侧切口,划出 4～5 mm 长的
弧形切口

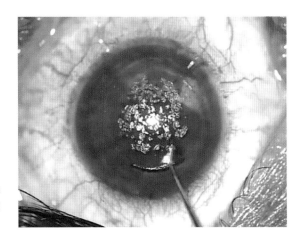

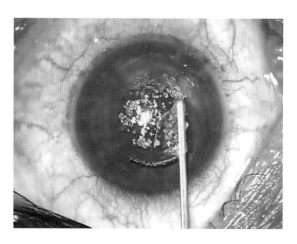

图 4 - 53　伸入小切口分离瓣层间

　　(10) 可用显微铲分离深层层间即透镜的后基质面。分出透镜式片状角膜组织，用显微镊取出或撕除（图 4 - 54～4 - 56）。SMILE 的术式分离深层层间即透镜的后基质面后，由切口伸入显微镊取出或撕除透镜式层间组织（图 4 - 57～4 - 60）。

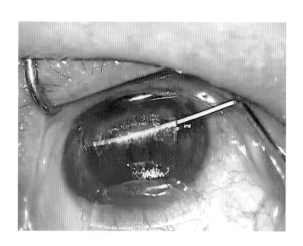

图 4 - 54　同样轻插入透镜片缘，并斜向深层层间予以分离

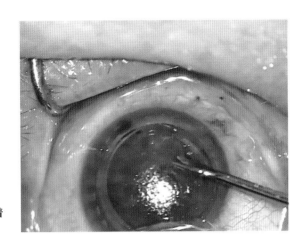

图 4 - 55
用显微镊轻夹透镜边缘沿着
边撕开

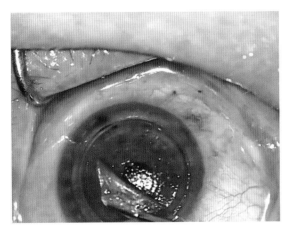

图 4 - 56
将透镜组织完全撕除，注意观
察透镜组织是否完整，基质面
是否光滑

图 4 - 57　SMILE 撕除透镜

　　沿着透镜边缘，分离深层层
间，将透镜后基质面分离

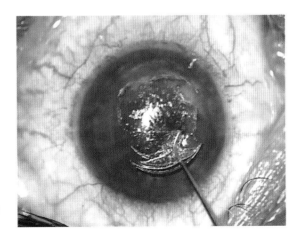

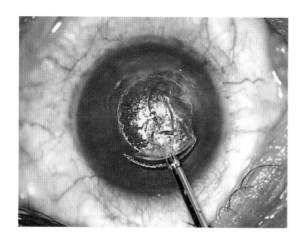

图 4 - 58
用显微镊子轻夹住透镜组织，
顺着透镜边缘撕出透镜组织

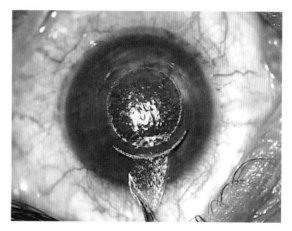

图 4 - 59
将透镜组织从小切口中夹取
出来

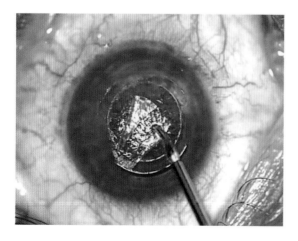

图 4 - 60
将透镜组织置于显微镜下，复
核其完整性以防组织残留

（11）角膜基质床和瓣层间冲洗（图 4 - 61，4 - 62）。SMILE 的术式可在"掏空的口袋"中稍作冲洗即可（图 4 - 63）。

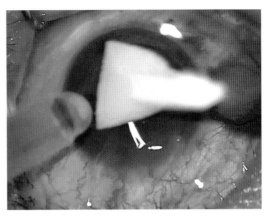

图 4 - 61
BSS 冲洗基质面，如同常规
LASIK 的术后冲洗

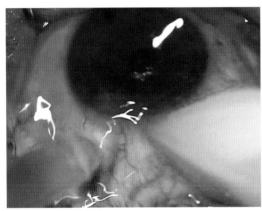

图 4 - 62
在瓣面也予以冲洗，可用棉签
轻轻湿润基质面

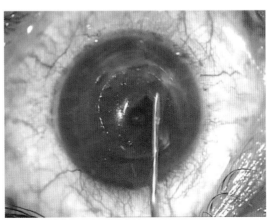

图 4 - 63　SMILE"口袋"内冲洗
　　SMILE 用冲洗针头在"口袋"内 BSS
冲洗即可

（12）角膜瓣复位（SMILE 的术式无瓣，不存在这一步）（图 4-64，4-65）。

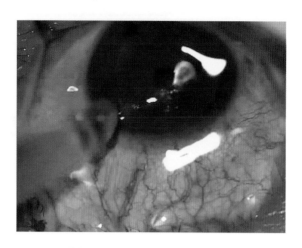

图 4-64　顺 BSS 流向将瓣复位

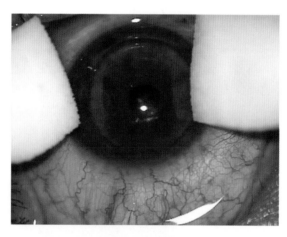

图 4-65　双棉签法轻触瓣缘，汲干液体，
立刻呈现规整的圆形瓣沿

（13）手术显微镜裂隙下观察瓣及层间（VisuMax 飞秒仪上配有裂隙镜，把术野移至裂隙镜下即可）（图 4-66）。

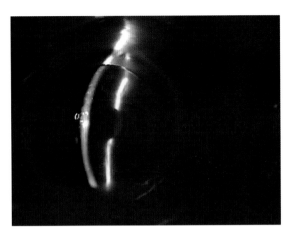

图 4 - 66 不需要移动眼位,打开显微镜上的
裂隙灯装置,观察瓣面、位置及层间

(14) 置角膜接触镜(图 4 - 67)。

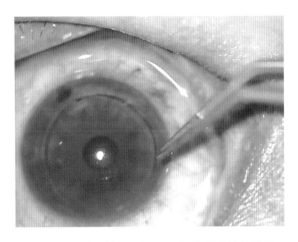

图 4 - 67 确认瓣与层间无异常,给予软性接触镜

(15) 点抗生素和激素眼药水。

(16) 在手术室的裂隙灯显微镜下复查角膜(图 4 - 68)。

(17) 术毕。

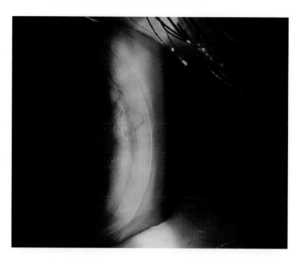

图 4 - 68　患者下术床,在手术室稍息片刻,出手术室前再次
裂隙灯检查,可观察到双边现象:瓣边及透镜边

三、飞秒激光治疗性角膜手术

1. 概述　飞秒激光当前虽主要应用在屈光手术中,如飞秒激光制瓣或飞秒激光基质透镜切除,但飞秒激光在治疗性角膜手术中的应用空间十分广阔,特别在角膜移植手术中的应用,2000 年 FDA 通过飞秒激光用于板层角膜手术。飞秒激光不仅可以精确地聚焦到角膜的任何层面制作切口,也可精准控制各个点面以最佳设计的复合几何面形成植片植床,当前只有飞秒激光可以达到这种"随心所欲"的整体性几何设计与分离。比如飞秒激光行角膜环钻术可以同时钻取供体和受体的角膜实行穿透性角膜移植术,又如"高帽式"PKP 可使供、受体界面接触面积增加利于创面愈合,移植的内皮面积也相对增加,植片角膜前板层与角膜缘的距离适度,增加了手术安全性,显然远胜于传统手工操作。再如,深板层角膜内皮移植术(deep lamella endothelial keratoplasty,DLEK),移植以角膜内皮层为主的带有后弹力层和薄层后部基质板层的角膜组织,以飞

秒激光辅助,精确度也优于传统方法。

飞秒激光制作角膜移植植片和植床具有良好的预测性、稳定性、植片和植床匹配性。目前术式包括如下。

(1) 飞秒激光穿透性角膜移植术:精确而简捷的术式所制作的植片和植床对合好,减少缝线,利于愈合,术源性散光减少。

(2) 飞秒激光板层角膜移植术:飞秒激光可预设精确的板层厚度,基质面平滑细腻,屈光效果好。

(3) 飞秒激光角膜内皮移植术:飞秒激光制作供体角膜内皮片较机械法更精细微创,植入与贴附操作简捷,界面光滑,因而视觉质量可能更好。

2. 手术流程与技术 以飞秒激光角膜内皮移植术为例,其手术流程如下。

(1) 设置飞秒激光深度、能量、直径参数。

(2) 无菌操作下,吸引环将供体固定在眼球支架上。

(3) 以飞秒激光透镜使角膜压平。

(4) 飞秒激光扫描深板层角膜。

(5) 将角膜植片置于保存液中保存。

(6) 深板层内皮角膜瓣附在供体角膜基质床上需用镊子将盘状板层角膜植片钝性剥离。

(7) 受体眼后弹力层和内皮层剥离后取出。

(8) 通过角巩膜切口将供体植片植于受体角膜基质植床(图4-69,4-70)。

(9) 在前房注气压迫植片(图4-71)。

(10) 清除气泡使植片与植床间无间隙。

(11) 缝合角巩膜切口。通过小切口隧道则不需缝合。

(12) 术后患者采取水平仰卧位以最大限度增加气泡对深板层内皮的压力。

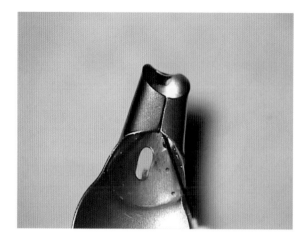

图 4－69

将飞秒激光所制的角膜内皮植片置于移植器上备用，注意内皮所在面方向

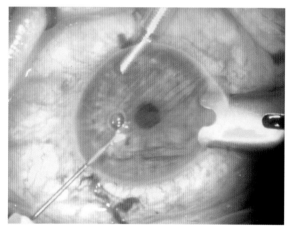

图 4－70

将植片注入前房，植片自然展开

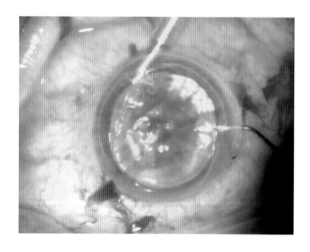

图 4－71

前房内注入气泡顶压内皮植片，注意植片与受体角膜的对合，术后取仰卧位

第八节 飞秒激光 VisuMax 的能量设置和调整示例

对于飞秒激光制瓣和 FLEx，激光的能量设置和调整非常重要。如果激光的能量过高，在制瓣时会产生不透明气体层（OBL），如果 OBL 扩散得很快、并且扩散到角膜瓣的上方，就会影响激光的能量，医师掀瓣时就会遇到困难。

VisuMax 的能量设置主要有两个模式：一个是标准模式（standard mode），另一个是快速模式（fast mode）。标准模式的光斑距离是 3 μm，快速模式的光斑距离是 5 μm。光斑距离越小，使用的激光能量越低，角膜瓣的基质床越光滑，但扫描时间也越长。VisuMax 快速模式制瓣时间约 16 s，标准模式制瓣时间约 23 s。

VisuMax 的软件设计中还有一个"专家模式"（Expert mode），它允许医师在用户界面调整激光能量，以下是"专家模式"的使用界面（图 4 - 72）。

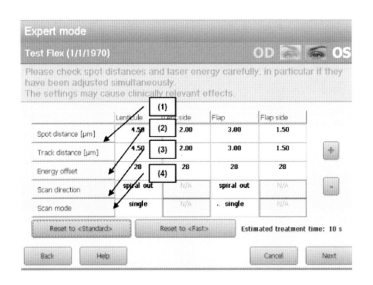

图 4 - 72 在"专家模式"界面下调整能量

医师在"专家模式"下看到的激光能量只是一个参数,要乘以 5 倍才是真正的激光能量。医师每调整一格能量参数,实际增加或减少了 5 nJ 的光斑能量。"专家模式"允许医师最多调整 6 格的光斑能量,即最多可增加或减少 30 nJ(5×6=30 nJ)的能量。例如下面界面设置的激光能量参数是 28,医师可以将能量参数最高增加到 34(28+6=34)或最低减少到 22(28−6=22),实际的激光能量将从 140 nJ(28×5=140 nJ)最高增加到 170 nJ(34×5=170 nJ)或最低减少到 110 nJ(22×5=110 nJ)。

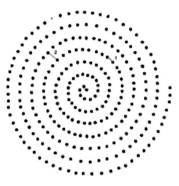

图 4-73 调整光斑距离

医师还可以自行增加或缩小光斑距离。每调整一格,可以增减 0.1 μm 的光斑距离;医师最多可以增减 0.5 μm 的光斑距离。例如下面界面设置的光斑距离是 4.5 μm,医师可以将光斑距离最多减少 0.5 μm 至 4.0 μm 或最多增加 0.5 μm 至 5.0 μm(图 4-73)。

还可以选择不同的激光扫描方向:由内到外(spiral out)或由外到内 (spiral in)。

总之,如果机器允许,医师在手术过程中自行调整激光能量和间距,会大大增加手术的便利。

第九节　主要并发症及处理

SMILE 的术式无需制作角膜瓣,也因此避免了角膜瓣相关的大多数并发症的发生。FLEx/SMILE 避免了准分子激光切削中的能量不稳、激光光斑分布差异、过渡区与修边不足等,也有助于减少光学并发症。

飞秒激光角膜瓣术中并发症在临床中非常少见，更未见文献报道飞秒激光相关的威胁视力的严重并发症，这是比机械刀 LASIK 更具安全性的体现。

常规机械刀的 LASIK 瓣相关的并发症通常与运刀时卡刀、环与角膜配适异常及负压异常等相关，所致的小圆瓣、游离瓣、纽扣瓣、不全瓣、碎瓣、破瓣、偏心瓣、基质不匀瓣、计划外厚瓣或薄瓣、角膜穿孔等可迫使手术停止或改期，甚至需要采用角膜外伤处理措施。而飞秒激光安全性好，中重度的角膜瓣异常均少见，由于脱环等异常所致的手术改期通常不会发生，因为飞秒激光可在数分钟内再次扫描，而不需要像机械刀一样等待 3 个月以上。

飞秒 LASIK 除角膜瓣并发症较少外，其医学并发症方面的角膜知觉减退及干眼、光学并发症方面的眩光等与常规机械刀的 LASIK 是基本相近的，但在程度上可能减轻，术后高阶像差减少，感染的机会也减少。

一、医学并发症

1. **负压环移位或脱环**　VisuMax 虽然负压是偏低的，但由于吸引在角膜上，稳定可靠，通常激光扫描时不易发生环移位或脱环。首先需要选择合适型号的环，防止环选择的错误(图 4 - 74)。

(1) 在开始负压启动至激光扫描时，患者可因暂未适应等因素而挤眼、眼球大幅度转动，甚至头位变化等导致吸环脱落。处理：与患者沟通，安静后再次负压吸引。超过 3 次负压环脱失，需暂停手术，将患者转移至休息区，寻找隐匿因素后再决定是否继续手术。

(2) 在飞秒激光扫描过程中环移位或脱环：扫描层间未完成而负压松脱。界面会提示是否继续扫描或放弃后重新设计。①排除位移或脱

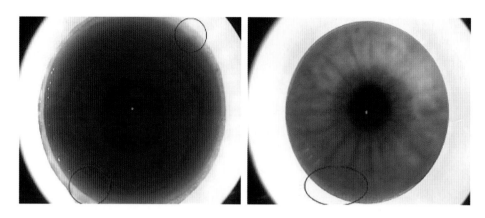

图 4-74　VisuMax 选择锥镜过大，导致球结膜吸入，容易导致脱环

环原因后，可马上使用原锥镜重新置环启动负压，所有参数不变。②重新设计，厚度不变，瓣直径不变或稍减小（0.1～0.2 mm）。重新扫描程序（图 4-75）。

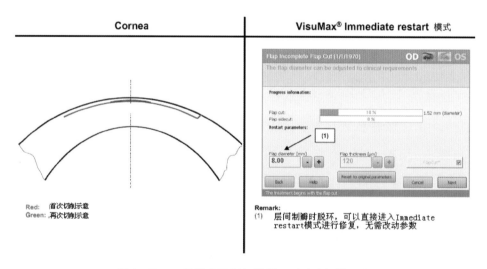

图 4-75　飞秒激光层间扫描脱环时重启扫描程序

　　（3）层间扫描顺利，侧切未完成而负压松脱。患者可能因紧张情绪始终存在而出现侧切时眼位失控甚至大幅度转动导致吸环脱落。界面

会提示是否继续扫描或放弃后重新设计。可马上使用原锥镜重新置环启动负压,所有参数不变。也可调小直径 0.1～0.2 mm(图 4－76)。

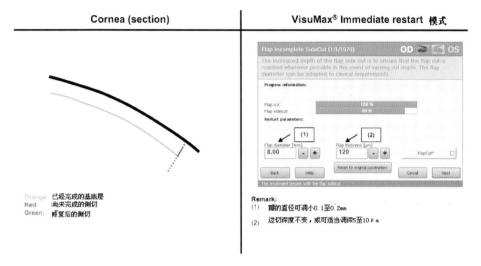

图 4－76　以 VisuMax 为例,飞秒激光侧切脱环时重新设计,瓣的直径可调小 0.1～0.2 mm

(4) FLEx/SMILE 的术式在透镜切除扫描时发生环移位或脱环,重在预防。一旦发生,可在界面提示中对能量、直径、厚度、侧切等参数按照预案进行操作。

(5) Intralase 术中侧切时若发生脱环,重新扫描时槽袋设计由 ON 改为 OFF。

2. 镜面异常　由于结膜囊液体浸入或眼表脂性分泌物较多可出现镜面不洁或纤维细丝黏附等。处理:清洁镜面。必要时更换负压锥镜。

3. 结膜下出血及侧切口出血　球结膜下血管破裂所致出血与负压波动、吸引时间有关,也与部分患者的结膜血管功能有关。侧切口出血见于角膜缘新生血管,如角膜接触镜长期配戴者易发生。在 SMILE 的术中微小切口渗血可影响透镜组织的操作,必要时可点 0.1% 肾上腺素收缩血管。

4. 前房气泡　可由于角膜基质内微小气泡汇聚成较大气泡,穿过角膜基质和内皮进入前房。在 Intralase 飞秒术中可由于减压槽袋内气泡经外集液管到 Schlemn 管再进入前房。VisuMax 飞秒术中前房气泡的报道尚未见到。术中前房气泡可在 15～30 min 消失,不影响角膜内皮。前房气泡会干扰准分子激光跟踪作用,需待吸收后再开始准分子激光切削。

5. 上皮下气泡　非常少见,与角膜瓣较薄、激光聚焦于前弹力层有关。掀开角膜瓣时避免上皮破损。

6. 角膜瓣掀开困难　飞秒激光层间分离效应不明显可致掀瓣困难,与层间的飞秒激光脉冲点距和行距过大有关。也可发生起始的边角插入困难,但随后的瓣打开过程却顺利。处理:调整飞秒激光能量、飞秒激光的点距和行距、边角设计的能量调整。重度掀瓣困难应在调整参数后重新飞秒激光扫描(图 4-77～4-79)。

7. 角膜基质 OBL　可致准分子激光跟踪困难。需角膜基质 OBL 吸收后再予准分子激光扫描(图 4-80)。

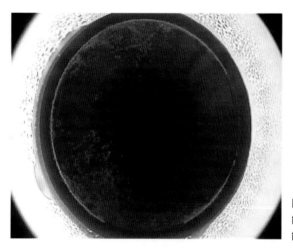

图 4-77
能量过低,表现为层间气泡少,可能导致掀瓣困难

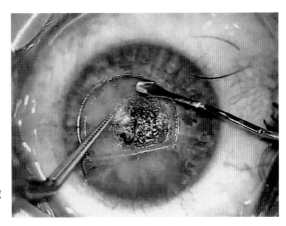

图 4 - 78

能量过低,导致 FLEx 的术中透镜
取出困难

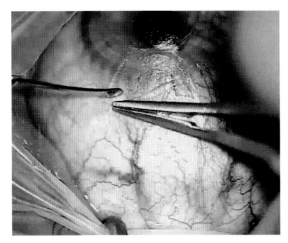

图 4 - 79

参数设置错误,导致掀瓣后透镜
附于瓣上,分离困难

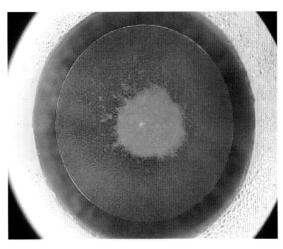

图 4 - 80

OBL 的产生与角膜所受压力和激
光能量有关,因较容易发生于浅
层基质,故多见于薄瓣飞秒

8. 瓣皱褶　与瓣、基质床间角膜组织的损失有关,瓣和基质床大小不相符,角膜瓣可能在基质床上移动并发生角膜瓣皱褶。瓣皱褶可致光学不良反应,如眩光、光晕。选择合适厚度角膜瓣,切削量不宜过大,术毕予以角膜接触镜,术后避免强力挤眼、揉眼或机械外力,是瓣皱褶的预防措施。明显的角膜瓣皱褶需手术处理。

9. 角膜瓣基质内条纹　与飞秒激光的非线性副作用相关。

(1)裂隙灯下观察到细小皱纹,可水平或垂直。通常不对手术效果产生影响。

(2)裂隙灯下观察不到的基质内条纹,这些条纹与切面相垂直,在共聚焦显微镜或组织病理学中可发现。条纹在焦平面前发生,是自聚焦效应的结果。

10. 瓣缘混浊与角膜基质混浊(Haze)　飞秒激光瓣缘痕与角膜刀瓣一样,隐约可见线状痕或无痕,但若掀瓣困难,在相应区域可能出现角膜瓣缘混浊,包括边界周围继发纤维化反应。在学习曲线早期的发生率高于后期,关键在于预防,早期发现可用激素眼水。Haze 的处理:激素冲击。

11. 短暂光敏感综合征(transient light-sensitivity syndrome, TLSS)　较少见。术后出现对光极度敏感,而细致检查未发现角膜等异常,糖皮质类固醇激素眼水有效。随着飞秒激光的改进,文献报道也减少。

12. 弥漫性层间角膜炎(diffuse lamellar keratitis, DLK) VisuMax 飞秒 LASIK 的 DLK 的文献报道较少,其他飞秒 LASIK 除较早文献有报道外,目前也已减少。对于免疫相关非感染性的弥漫性炎症,激素冲击有效。

13. 瓣中央溶解　非常少见,机制不明,国内未见报道。瓣中央坏死溶解与弥漫性层间角膜炎的区别在于炎症位于瓣的前基质部分,而不是层间。激素对瓣中央坏死无明显效果。

14. 上皮植入　发生率较机械板层刀的 LASIK 少。飞秒激光制瓣时不会带入水和碎屑,因此减少上皮植入概率。处理:予以激素眼水。光学区内、进展型上皮植入需要手术处理。

15. 角膜瓣形成不良　纽扣瓣、游离瓣、瓣穿破均较少见。与参数设计、瓣偏薄等有关。瓣偏位处理:如果能暴露足够光学区进行准分子扫描,可以继续手术。瓣偏位的预防:吸环须居中,压平锥镜居中调整。

16. 远期瓣异常　在机械外力、炎症、上皮植入等因素下飞秒激光 LASIK 或可发生角膜瓣移位、皱褶、翻卷、瓣缺损、丢失等。飞秒激光 LASIK 较微型角膜上皮刀 LASIK 的瓣更稳定,大多在机械性外伤或眼部手术时粗暴操作才发生。处理:重在预防。一旦发生需尽早恢复瓣位,按眼外伤处理。

17. 角膜知觉恢复延迟　角膜神经先在前弹力层下吻合成上皮下神经丛,垂直于前弹力层,行走于上皮基底细胞间,发出相互吻合的末端膨大呈球状的神经末梢,形成上皮内神经丛。飞秒激光 LASIK 在角膜瓣的制作过程中也不可避免损伤角膜神经,引起角膜知觉的下降。

FLEx 相比飞秒 LASIK(飞秒激光＋准分子激光)对角膜神经的损伤可能减轻,SMILE 的术式无需制作角膜瓣,且切口跨度小,手术导致的角膜感觉神经的损伤相比之下可能会更少。

18. 干眼　飞秒激光术后的术源性干眼是必然发生的,是分泌减少(神经反射弧因素)、蒸发过强(瞬目减少)、动力学异常(角膜规则性与曲率变化)的综合结果,属混合性干眼。

术后干眼会影响飞秒 LASIK 的视觉满意度。术源性干眼原因在于:①负压吸附环压迫球结膜表面,可损伤结膜杯状细胞,角膜瓣与角膜上皮损伤。②角膜知觉减退致泪液分泌减少。③角膜表面规则性下降、泪膜稳定性下降。④围手术期的药物影响。

SMILE 的干眼较轻。SMILE 无需制作角膜瓣，仅在角膜上负压吸引，也仅是在角膜上制作一个小跨度的切口，对角膜上皮损伤小，减低术后愈合反应，增强泪液中黏蛋白层对眼表上皮的黏附功能，泪膜稳定性较常规术式好；SMILE 的术式对角膜神经和知觉的影响较小，瞬目及反射性泪液分泌的影响也相应减少。

19. 眼后节并发症　曾有飞秒 LASIK 术后黄斑出血的报道，但非常少见。LASIK 术眼后节并发症与眼压波动（眼压急速升至 60 mmHg 以上）有关。飞秒激光吸引环的压力（<40 mmHg）明显小于微型角膜上皮刀的吸引环压力（70～80 mmHg）。飞秒激光 LASIK 眼压波动缓和，眼压控制在一个较安全的范围，并发症较罕见，术后并发症可能与术前眼底病变有关。

飞秒激光的负压，以 VisuMax 为例，是在精确调控下平稳上升并在扫描过程中维持，没有压力高峰甚至极端峰值现象，主要用于角膜的吸引，压力更小而稳，因此与常规机械板层刀 LASIK 相比，更不易发生后段压力相关的并发症。

目前尚无 FLEx/SMILE 术中因眼压波动导致眼后节并发症的报道。鉴于 VisuMax 飞秒激光器采用的是弧形角膜镜模式，所引起的眼压波动理论上较之前的压平式飞秒激光更趋缓和，眼压维持在一个相对安全的水平，飞秒激光基质透镜切除术基本不会发生眼后段并发症。

20. 最佳矫正视力出现延迟　少部分 FLEx 视力恢复可能需要 3 天以上才达到最佳矫正视力。全飞秒激光的基质透镜切除术，可在角膜光学区出现轻微不透明感，可能与水肿等反应相关，术后 1～2 h 角膜能恢复透明。原因：与学习曲线早期的操作等相关。处理：激素冲击。

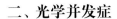

二、光学并发症

1. 飞秒激光 LASIK 术后的光学并发症　与机械刀 LASIK 术后基本相似,与瓣相关的光学不良反应则更轻、更少。如眩光、光晕、夜视力下降等光学不良反应,在飞秒激光角膜屈光手术中较 LASIK 减少。飞秒 LASIK 术后彗差、球差小于角膜上皮刀制瓣的 LASIK,主要在于瓣厚度的一致性使得瓣源性像差减低。屈光波动和回退与否主要取决于角膜增殖性、切削深度、光学区直径、术后激素反应性,也与年龄和个体差异有关。

2. FLEx/SMILE 的光学并发症　飞秒激光精确的基质内切除不易引起光学特性、低阶和高阶波前像差的改变。目前报道的文献显示像差诱导不明显、术后屈光度数稳定,尚无 FLEx/SMILE 的补矫报道,但有眩光报道。总体上,FLEx/SMILE 的光学并发症有待观察。

3. 欠矫、过矫、散光　比常规机械刀的 LASIK 的发生率少。处理原则与常规 LASIK 术后相同。

第十节　术后用药和随访

(1)术毕结膜囊内点广谱抗生素眼水和激素眼水各 1 滴。常用如:①左氧氟沙星眼水和 0.1% 氟米龙眼水;②妥布霉素地塞米松眼水。患者术毕出手术前即在裂隙灯下检查角膜情况,包括角膜上皮、瓣位、皱褶、层间以及接触镜的情况。术后 2～6 h 内可出现畏光、流泪、异物感或眼痛等角膜刺激症状。但一般无重度疼痛。

接触镜在次日或术后 6 h 后取出。

(2)当日起点广谱抗生素眼水和激素眼水每日 4 次,如左氧氟沙星眼水和0.1%氟米龙眼水。

(3)术后用药以梯度递减为好。在取出角膜接触镜后,也可短时间高频度用激素眼水冲击(妥布霉素地塞米松眼水或醋酸泼尼松龙眼水每日8次,连续2日)。如左氧氟沙星眼水可每日4次,连续1周。激素如0.1%氟米龙眼水可从每日6次起,每2日递减1次直至停药。

(4)人工泪液每日4次,可用1~3个月。如羧甲基纤维素钠眼水等,应根据患者主客观检查包括顺应性、舒适满意度等综合考虑,部分患者可能需用人工泪液6个月或行泪道栓塞。术后早期可应用促上皮修复类药物如小牛血去蛋白提取物制剂等,但是否应用生长因子类药物,笔者尚无体会。

(5)术后随访:常规随访,建议随访时间节点为术后1日、7日、30日、3个月、6个月、1年、2年。

第十一节 飞秒激光手术相关研究及展望

可以说,飞秒激光已经在角膜瓣制作上得到了成功应用,FLEx手术也进入了全新的发展阶段并有望成为屈光矫正的新趋势之一。利用飞秒激光高精确度及安全性的优势,眼科研究者正将其应用于其他的相关领域,如飞秒激光角膜移植术(已前述)、飞秒激光角膜内制作基质袋辅助胶原交联、飞秒激光白内障手术、飞秒激光老视治疗、飞秒激光基质环隧道制作等。部分已进入临床应用,但远期疗效尚需进一步观察。

一、飞秒激光胶原交联技术

近期,紫外线核黄素的胶原交联技术用于治疗早期圆锥角膜的研究,其主要原理是利用光敏剂核黄素在紫外线 A 波(波长为 370 nm)的激活下形成活性氧族,进而诱导胶原纤维的氨基之间发生化学交联反应,增加角膜基质的机械强度。此外,胶原交联还可增粗胶原纤维直径、提高角膜对多种降解酶的抵抗。胶原交联技术适用于角膜基质厚度 >400 μm 的圆锥角膜患者,其在常规治疗参数下(紫外线辐射强度为 3 mW/cm²,照射时间 30 min)对角膜内皮、晶状体及视网膜等眼内组织均不产生明显的有害影响。该技术的意义在于,改变了长期以来"被动"治疗圆锥角膜及其相关并发症的现状,代之以在疾病早期予以"主动"的有效干预,延缓甚至避免晚期的角膜移植。

由于角膜上皮具有屏蔽胶原交联的作用,之前的治疗需要去除中央 7 mm 范围的角膜上皮,而且紫外线的照射时间较长,操作较繁琐。该手术方法同时存在术后疼痛以及发生角膜炎、角膜瘢痕的风险。而随着近年来飞秒激光在角膜瓣制作中的较好应用,可先采用飞秒激光在瞳孔 7 mm 直径区域内制作一角膜基质瓣,在完成较小弧度的侧切后瓣下钝性分离出一基质袋,再将核黄素注入其中进行交联治疗。该术式避免了角膜上皮刮除所导致的相关并发症,制作基质袋对角膜生物力学的影响与角膜瓣相当;由于核黄素被局限在基质袋中的狭小空间里,保证了高浓度及在基质中的较好弥散,使得吸收更迅速、交联的范围更深入;该术式缩短了紫外线的投照时间,节约了核黄素的用量,并极大改善患者的舒适感。初步的临床研究表明,飞秒激光胶原交联技术能延缓早期圆锥角膜的进程。作为一项新开展的技术,交联效果的持续时间及其远期安全性尚需进一步的探讨。

二、飞秒激光老视矫正

飞秒激光治疗老视可以在角膜及晶状体两个不同层面进行。前者的原理是在角膜基质内进行多层环形切开,进而提高其弹性,在眼内压的作用下角膜向前膨隆、曲率增加(图 4 - 81);后者主要是利用飞秒激光致光解作用,使晶状体组织形成可滑动的平面,恢复晶状体的变形能力,提高晶状体的调节能力。角膜途径即 IntraCor 术已经进入临床试验阶段;晶状体途径尚处于试验探索阶段,但安全性尤其是避免白内障的发生已得到初步证实。远期稳定性待研究。

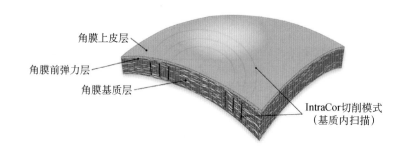

角膜上皮层
角膜前弹力层
角膜基质层

IntraCor切削模式
(基质内扫描)

图 4 - 81　IntraCor 老视切削模式图

三、飞秒激光白内障手术

激光乳化白内障的原理在于利用激光光致裂解作用产生的冲击波使核碎裂,再用探头抽吸所形成的晶状体碎片。飞秒激光能精确制作角膜及前囊膜切口,并能安全有效地乳化晶状体核(术中后囊膜破裂的风险大大减低)。动物离体实验表明,飞秒激光法较手工法在撕囊中更接近目标值,可重复性明显占优势;在晶状体粉碎过程中,飞秒激光使得超声能量的使用减少了 43%,完成的时间缩短了 51%。目前可进行白内障手术的飞秒激光器有 LenSx、LensAR 及 Optimedica 3 种,仅 LenSx飞秒激光被 FDA 批准用于临床。

四、飞秒激光抗青光眼手术

而超短脉冲的飞秒激光以其切削的高精确度、切削面的平滑性及对邻近组织的损伤小等优点,可能成为青光眼激光治疗的新选择。离体实验表明,以飞秒激光在人小梁网上击孔是可行的,但研究尚处于实验摸索阶段。

五、飞秒激光手术展望

飞秒激光光致裂解作用与准分子激光消融作用带来的机械和热效应相当,却没有传统 LASIK 机械板层角膜刀的并发症和风险,作为"刀",这一激光角膜刀的前景广阔,特别是现在准分子激光角膜屈光手术进入外科成熟期,波前像差和个体化切削已广泛开展,更需要追求一个可预测的精确完美的角膜瓣。

飞秒激光 FLEx/SMILE 代表着一种全新的矫正角膜屈光状态的方法,是飞秒激光在屈光手术中的创新式应用。该术式改变屈光手术中主要依靠准分子激光进行基质切削的模式,避免同时使用两种激光仪,整个手术具有较好的安全性、可操作性和可预测性。飞秒激光基质透镜切除术前景光明,是屈光手术的重要方向,进一步的临床实践会使这一手术更完善。

飞秒激光治疗性角膜手术如飞秒激光角膜移植术,是一个非常值得开拓的领域,也具有良好的应用前景。

飞秒激光在其硬件和软件的不断革新和拓展的同时,飞秒激光参数如脉宽、脉冲能量、焦斑大小等在临床实践中日益优化,飞秒激光角膜老视矫正也在开拓,飞秒激光角膜屈光手术将呈现前所未有的更广阔、更精确、更安全的未来。

第五章

屈光手术病历模板

第一节　准分子激光/飞秒激光手术病历模板

一、病史及术前检查

总编号：_____年_____号

手术类型:LASIK　LASEK　PRK　PTK　TOSCA　WASCA　飞秒制瓣
全飞秒　E－PTK　其他

姓名:_____　　　　　　性别:女　　　男

出生年月:_____年_____月

地址:_____

邮编:_____

电话:_____

职业:_____

		右眼	左眼
病史	近视时间		
	近 2 年加深度数		
	现戴镜度数		
	接触镜史		
	职业 其他		
全身情况	外伤手术史		
	药物过敏史		
	眼部疾病史		
	全身病史		
	其他		
家族史			
视光学检查	UCVA		
	电脑验光		
	综合验光		
	BCVA		
	Worth 4 点		
	立体视		
	调节幅度		
	像差/对比敏感度		
眼部检查	眼睑		
	泪膜破裂时间（s）		

续　表

		右眼	左眼
	角膜内皮/前房深度		
	角膜	透明　云翳　斑翳　〇 水平直径_____	透明　云翳　斑翳　〇 水平直径_____
	瞳孔　亮/暗(mm)	_____/_____	_____/_____
	晶状体	透明	透明
	眼底		
辅助 检查	角膜地形图	附页粘贴	
	眼压(NCT)		
	角膜厚度（μm）		
	眼轴长度(mm)		
	W－W(mm)		
综合 评估	不能手术 暂不手术,进行:　　　　　　其他治疗　　　　　　随访 手术类型:LASIK　LASEK　PRK　PTK　TOSCA　WASCA　飞秒 　　　　制瓣　全飞秒　E－PTK 其他 　　　　　　　　　　　　　　　　　签名 病例讨论注明:无　有		

二、手术记录

手术时间:_____年_____月_____日_____时

	右眼	左眼
手术类型		
麻醉	0.4%盐酸奥布卡因表 面麻醉 其他:	0.4%盐酸奥布卡因表 面麻醉 其他:

续　表

	右眼	左眼
角膜瓣/上皮瓣 全飞秒	良好 其他：	良好 其他：
激光切削参数　球镜		
激光切削参数　散光度数		
激光切削参数　轴位		
激光切削参数　光学区		
激光切削参数　深度(μm)		
激光切削参数　跟踪	有	有
激光切削参数　备注		
主观配合	良好　停机＿＿＿＿＿＿次	良好　停机＿＿＿＿＿＿次
绷带型镜片	无　有＿＿＿＿＿＿	无　有＿＿＿＿＿＿
其他：		
术后医嘱	常规：0.3％氧氟沙星＋0.1％氟米龙每日3次 其他：	常规：0.3％氧氟沙星＋0.1％氟米龙每日3次 其他：
手术总体评估	顺利 其他：	顺利 其他：

主刀医师：＿＿＿＿＿＿＿

助　　手：＿＿＿＿＿＿＿

工　程　师：＿＿＿＿＿＿＿

护　　士：＿＿＿＿＿＿＿

三、随访记录

右眼：

时间(年/月/日)							
主观症状	畏光	0 1 2 3	0 1 2 3	0 1 2 3	0 1 2 3	0 1 2 3	0 1 2 3
	异物感	0 1 2 3	0 1 2 3	0 1 2 3	0 1 2 3	0 1 2 3	0 1 2 3
	流泪	0 1 2 3	0 1 2 3	0 1 2 3	0 1 2 3	0 1 2 3	0 1 2 3
	眼痛	0 1 2 3	0 1 2 3	0 1 2 3	0 1 2 3	0 1 2 3	0 1 2 3
	其他						
结膜充血		0 1 2 3	0 1 2 3	0 1 2 3	0 1 2 3	0 1 2 3	0 1 2 3
角膜上皮水肿		0 1 2 3	0 1 2 3	0 1 2 3	0 1 2 3	0 1 2 3	0 1 2 3
瓣位置							
角膜层间							
视力(UCVA)							
验光(电脑验光)(主观验光)							
眼压							
其他							

左眼：

时间(年/月/日)							
主观症状	畏光	0 1 2 3	0 1 2 3	0 1 2 3	0 1 2 3	0 1 2 3	0 1 2 3
	异物感	0 1 2 3	0 1 2 3	0 1 2 3	0 1 2 3	0 1 2 3	0 1 2 3
	流泪	0 1 2 3	0 1 2 3	0 1 2 3	0 1 2 3	0 1 2 3	0 1 2 3
	眼痛	0 1 2 3	0 1 2 3	0 1 2 3	0 1 2 3	0 1 2 3	0 1 2 3
	其他						

续 表

时间（年/月/日）						
结膜充血	0 1 2 3	0 1 2 3	0 1 2 3	0 1 2 3	0 1 2 3	0 1 2 3
角膜上皮水肿	0 1 2 3	0 1 2 3	0 1 2 3	0 1 2 3	0 1 2 3	0 1 2 3
瓣位置						
角膜层间						
视力（UCVA）						
验（电脑验光） 光（主观验光）						
眼压						
其他						

第二节 屈光晶体手术病历模板

一、病史及术前检查

总编号：_____年_____号

手术类型：ICL/TICL　　　Artisan　　　其他

姓名：_____　　　　性别：女　　　男

出生年月：_____年_____月

地址：_____

邮编：_____

电话：_____

职业：_____

		右眼	左眼
病史	近视时间		
	近 2 年加深度数		
	现戴镜度数		
	接触镜史		
	职业 其他		
全身 情况	外伤手术史		
	药物过敏史		
	眼部疾病史		
	全身病史		
	其他		
家族史			
视光 学检 查	UCVA		
	电脑验光		
	综合验光		
	BCVA		
	Worth 4 点		
	立体视		
	调节幅度		
	像差/对比敏感度		
眼部 检查	眼睑		
	泪膜破裂时间(s)		

续　表

		右眼	左眼
	角膜内皮/前房深度		
	角膜	透明　云翳　斑翳　○ 水平直径_____	透明　云翳　斑翳　○ 水平直径_____
	瞳孔　亮/暗(mm)	_____/_____	_____/_____
	晶状体	透明	透明
	眼底		
辅助检查	角膜地形图	附页粘贴	
	眼压(NCT)		
	角膜厚度（μm）		
	眼轴长度(mm)		
	W－W(mm)		
	角膜曲率 K1/K2		
	前房深度(mm)		
	角膜内皮细胞计数		
	预期屈光度(D)		
	AC－IOL 度数(D)		
	ICL 度数(D)		
	TICL 度数(D)		
	激光虹膜周切		

二、手术记录

姓名　　　　性别　　　　年龄　　　　　眼别:OD

术前诊断:

术后诊断:

麻醉方法:球后阻滞/球周浸润/表面麻醉

麻醉用药:0.4%盐酸奥布卡因眼水/利多卡因/布比卡因

手术人员:　　　　　　　　　　手术时间:

手术经过:

1. 常规消毒铺巾,开睑器开睑。

2. 切口:角巩膜缘/透明角膜,长度_____mm;位置_____;角膜侧穿刺_____点

3. 前房注入粘弹剂,名称:_____

4. 植入人工晶体(后房型/虹膜夹型),位置:_____调整轴位:顺时针/逆时针_____度用专用镊子将人工晶体固定于虹膜 3 点及 9 点钟位

5. 粘弹剂清除,注入少量缩瞳剂(卡巴胆碱)

6. 周边虹膜切除(有:位置:_____);(无:术前激光周切)

7. 涂典必舒眼膏/球结膜下注射庆大霉素　u+地塞米松　mg

8. 术中并发症:无;有:

人工晶体标签:

OD

姓名　　　　性别　　　　年龄　　　　眼别:OS

术前诊断:

术后诊断:

麻醉方法:球后阻滞/球周浸润/表面麻醉

麻醉用药:0.4%盐酸奥布卡因眼水/利多卡因/布比卡因

手术人员： 手术时间：

手术经过：

1. 常规消毒铺巾，开睑器开睑。

2. 切口：角巩膜缘/透明角膜，长度_____mm；位置_____；角膜侧穿刺_____点

3. 前房注入粘弹剂，名称：_____

4. 植入人工晶体(后房型/虹膜夹型)，位置：_____调整轴位：顺时针/逆时针_____度用专用镊子将人工晶体固定于虹膜3点及9点钟位

5. 清除粘弹剂，注入少量缩瞳剂(卡巴胆碱)

6. 周边虹膜切除(有：位置：_____)；(无：术前激光周切)

7. 涂典必舒眼膏/球结膜下注射庆大霉素   u＋地塞米松   mg

8. 术中并发症：无；有：

人工晶体标签：

OS

三、随访记录

术后 2 小时		检查项目	术后 1 天 __ 年__ 月__ 日		术后 5～7 天 __ 年__ 月__ 日	
OD	OS	眼别	OD	OS	OD	OS
拱高	拱高	裸眼视力/VA				
		主觉验光及最佳矫正视力 BCVA				

术后 2 小时		检查项目	术后 1 天 __ 年 __ 月 __ 日		术后 5～7 天 __ 年 __ 月 __ 日	
眼压	眼压	眼压(mmHg)				
		电脑验光				
		前房反应 及虹膜				
瞳孔	瞳孔	人工晶体				
		角膜及瞳孔				
			像差			
			PENTACAM			
			角膜地形图			
			其他			

检查项目 日期	术后 ____ __ 年 __ 月 __ 日		术后 ____ __ 年 __ 月 __ 日		术后 ____ __ 年 __ 月 __ 日	
眼别	OD	OS	OD	OS	OD	OS
裸眼视力						
主觉验光及最佳 矫正视力						
电脑验光						
人工晶体						
角膜内皮细胞数						
眼压						
前房/虹膜/房角						
眼底情况						

检查项目 日期	术后____ __ 年__ 月__ 日		术后____ __ 年__ 月__ 日		术后____ __ 年__ 月__ 日	
瞳孔						
像差数据						
角膜地形图数据						
PENTACAM 数据						

主要参考文献

［1］ Alio JL，de la Hoz F，Pe'rez‐Santonja JJ，et al. Phakic anterior chamber lenses for the correction of myopia：a 7‐year cumulative analysis of complications in 263 cases. Ophthalmology，1999，106：458～466

［2］ Alio JL，de la Hoz F，Ruiz‐Moreno JM，et al. Cataract surgery in highly myopic eyes corrected by phakic anterior chamber angle‐supported lenses（1）. J Cataract Refract Surg，2000，26：1303～1311

［3］ Alio JL，Mulet ME，Shalaby AM. Artisan phakic iris claw intraocular lens for high primary and secondary hyperopia. J Refract Surg，2002，18：697～707

［4］ Alio JL，Salz JJ. What about LASEK？J Refract Surg，2008，24：564

［5］ Angunawela RI，von Mohrenfels CW，Kumar A，et al. Live or let die：Epithelial flap vitality and keratocyte proliferation following LASEK and Epi‐LASIK in human donor and porcine eyes. J Refract Surg，2010，14：1～8

［6］ Arbelaez MC，Vidal C，Mosquera SA. Comparison of LASEK and LASIK with thin and ultrathin flaps after excimer laser ablation with the SCHWIND aspheric ablation profile. J Refract Surg，2010，28：1～11

［7］ Ardjomand N，Kolli H，Vidic B，et al. Pupillary block after phakic anterior chamber intraocular lens implantation. J Cataract Refract Surg，2002，28：1080～1081

［8］ Astle WF，Huang PT，Ereifej I，et al. Laser‐assisted subepithelial keratectomy for bilateral hyperopia and hyperopic anisometropic amblyopia in children: one – year outcomes. J Cataract Refract Surg, 2010,36:260~267

[9] Barequet IS, Hirsh A, Levinger S. Effect of thin femtosecond LASIK flaps on corneal sensitivity and tear function. J Refract Surg, 2008,24: 897~902

[10] Beerthuizen JJ, Siebelt E. Surface ablation after laser in situ keratomileusis: retreatment on the flap. J Cataract Refract Surg, 2007,33:1376~1380

[11] Binder PS. One thousand consecutive IntraLase laser in situ keratomileusis flaps. J Cataract Refract Surg, 2006,32:962~969

[12] Blum M, Kunert K, Gille A, et al. LASIK for myopia using the Zeiss VisuMax femtosecond laser and MEL 80 excimer laser. J Refract Surg, 2009,25:350~356

[13] Brandt JD, Mockovak ME, Chayet A. Pigmentary dispersion syndrome induced by a posterior chamber phakic refractive lens. Am J Ophthalmol, 2001,131:260~263

[14] Brauweiler PH, Wehler T, Busin M. High incidence of cataract formation after implantation of a silicone posterior chamber lens in phakic, highly myopic eyes. Ophthalmology, 1999,106:1651~1655

[15] Bylsma SS, Zalta AH, Foley E, et al. Phakic posterior chamber intraocular lens pupillary block. J Cataract Refract Surg, 2002,28:2222~2228

[16] Chan A, Ou J, Manche EE. Comparison of the femtosecond laser and mechanical keratome for laser in situ keratomileusis. Arch Ophthalmol, 2008,126:1484~1490

[17] Colin J. Bilensectomy: the implications of removing phakic intraocular lenses at the time of cataract extraction. J Cataract Refract Surg, 2000,26:2~3

[18] de Benito – Llopis L, Alio JL, Ortiz D, et al. Ten – year follow – up of

excimer laser surface ablation for myopia in thin corneas. Am J Ophthalmol，2009，147：768～773

[19] de Benito - Llopis L，Teus MA，Gil - Gazorla R，et al. Comparison between femtosecond laser - assisted sub - Bowman keratomileusis vs laser subepithelial keratectomy to correct myopia. Am J Ophthalmol，2009，148：830～836

[20] de Benito - Llopis L，Teus MA，Sanchez - Pina JM，et al. Comparison between LASEK and LASIK for the correction of low myopia. J Refract Surg，2007，23：139～145

[21] de Benito - Llopis L，Teus MA，Sanchez - Pina JM. Comparison between LASEK with mitomycin C and LASIK for the correction of myopia of −7. 00 to −13. 75 D. J Refract Surg，2008，24：516～523

[22] Dejaco - Ruhswurm I，Scholz U，Pieh S，et al. Long - term endothelial changes in phakic eyes with posterior chamber intraocular lenses. J Cataract Refract Surg，2002，28：1589～1593

[23] Esquenazi S，He J，Bazan NG，et al. Comparison of corneal wound - healing response in photorefractive keratectomy and laser - assisted subepithelial keratectomy. J Cataract Refract Surg，2005，31：1632～1639

[24] Gil - Cazorla R，Teus MA，Arranz - Marquez E. Comparison of silicone and non - silicone hydrogel soft contact lenses used as a bandage after LASEK. J Refract Surg，2008，24：199～203

[25] Grossniklaus HE，Green WR. Pathologic findings in pathologic myopia. Retina，1992，12：127～133

[26] Hamilton DR，Johnson RD，Lee N，et al. Differences in the corneal biomechanical effects of surface ablation compared with laser in situ keratomileusis using a microkeratome or femtosecond laser. J Cataract Refract Surg，2008，34：2049～2056

［27］ Holzer MP，Rabsilber TM，Auffarth GU. Femtosecond laser – assisted corneal flap cuts：morphology，accuracy，and histopathology. Invest Ophthalmol Vis Sci. 2006,47:2828～2831

［28］ Hondur A，Bilgihan K，Hasanreisoglu B. A prospective bilateral comparison of epi – LASIK and LASEK for myopia. J Refract Surg，2008,24:928～934

［29］ Hondur A，Bilgihan K，Hasanreisoglu B. Phototherapeutic LASEK for a persistent epithelial defect and a recurrent epithelial erosion. J Refract Surg，2005,21:406～407

［30］ Hu MY，McCulley JP，Cavanagh HD，et al. Comparison of the corneal response to laser in situ keratomileusis with flap creation using the FS15 and FS30 femtosecond lasers：clinical and confocal microscopy findings. J Cataract Refract Surg，2007,33:673～681

［31］ Ibrahim O，Waring GO. Successful exchange of dislocated phakic intraocular lens. J Refract Surg，1995,11:282～283

［32］ Keuch RJ，Bleckmann H. Pupil diameter changes and reaction after posterior chamber phakic intraocular lens implantation. J Cataract Refract Surg，2002,28:2170～2172

［33］ Kim H，Kim HJ，Joo CK. Comparison of forward shift of posterior corneal surface after operation between LASIK and LASEK. Ophthalmologica，2006,220:37～42

［34］ Kim JH，Lee D，Rhee KI. Flap thickness reproducibility in laser in situ keratomileusis with a femtosecond laser：optical coherence tomography measurement. J Cataract Refract Surg，2008,34:132～136

［35］ Kim TW，Wee WR，Lee JH，et al. Contrast sensitivity after LASIK，LASEK，and wavefront – guided LASEK with the VISX S4 laser. J Refract Surg，2007,23:355～361

［36］ Kirwan C，O'Keefe M. Corneal hysteresis using the Reichert ocular response analyser: findings pre – and post – LASIK and LASEK. Acta Ophthalmol, 2008,86:215~218

[37] Kodjikian L, Gain P, Donate D, et al. Malignant glaucoma induced by a phakic posterior chamber intraocular lens for myopia. J Cataract Refract Surg, 2002,28:2217~2221

[38] Lapid – Gortzak R, van der Linden JW, van der Meulen IJ, et al. Advanced personalized nomogram for myopic laser surgery: first 100 eyes. J Cataract Refract Surg, 2008,34:1881~1885

[39] Lee SJ, Kim JK, Seo KY, et al. Comparison of corneal nerve regeneration and sensitivity between LASIK and laser epithelial keratomileusis (LASEK). Am J Ophthalmol, 2006,141:1009~1015

[40] Li Y, Netto MV, Shekhar R, et al. A longitudinal study of LASIK flap and stromal thickness with high – speed optical coherence tomography. Ophthalmology, 2007,114:1124~1132

[41] Liu XQ, Xu L, Yi CJ. Flap removal or flap preservation during LASEK surgery. Cell Biochem Biophys, 2010,57:45~48

[42] Loewenstein A, Goldstein M, Lazar M. Retinal Pathology occurring after excimer laser surgery or phakic intraocular lens implantation: evaluation of possible relationship. Surv Ophthalmol, 2002,47:125~135

[43] Long Q, Chu R, Zhou X, et al. Correlation between TGF – betal in tears and corneal haze following LASEK and epi – LASIK. J Refract Surg, 2006,22:708~712

[44] Mcalinden C, Moore JE. Comparison of higher order aberrations after LASIK and LASEK for myopia. J Refract Surg, 2010,26:45~51

[45] Netto MV, Mohan RR, Ambrosio R, et al. Wound healing in the cornea: a review of refractive surgery complication and new prospects for therapy. Cornea, 2005,24:509~522

［46］ Nuzzi G，Cantu'C. Vitreous hemorrhage following phakic anterior chamber intraocular lens implantation in severe myopia. Eur J Ophthalmol，2002,12:69～72

［47］ O'Brart DP，Mellington F，Jones S，et al. Laser epithelial keratomileusis for the correction of hyperopia using a 7.0 – mm optical zone with the Schwind ESIRIS laser. J Refract Surg，2007,23:343～354

［48］ O'Doherty M，Kirwan C，O'Keeffe M，et al. Postoperative pain following epi – LASIK，LASEK，and PRK for myopia. J Refract Surg，2007,23: 133～138

［49］ O'Keefe M，Kirwan C. Laser epithelial keratomileusis in 2010 – a review. Clin Experiment Ophthalmol，2010,38:183～191

［50］ Pallikaris IG，Naoumidi II，Kalyvianaki MI，et al. Epi – LASIK: comparative histological evaluation of mechanical and alcohol – assisted epithelial separation. J Cataract Refract Surg，2003,29:1496～1501

［51］ Patel S，Alio JL，Feinbaum C. Comparison of Acri. Smart multifocal IOL，crystalens AT – 45 accommodative IOL，and technovision presbyLASIK for correcting presbyopia. J Refract Surg，2008,24:294～299

［52］ Pfaeffl WA，Kunze M，Zenk U，et al. Predictive factors of femtosecond laser flap thickness measured by online optical coherence pachymetry subtraction in sub – Bowman keratomileusis. J Cataract Refract Surg，2008,34:1872～1880

［53］ Pietilä J，Huhtala A，Jääskeläinen M，et al. LASIK flap creation with the Ziemer femtosecond laser in 787 consecutive eyes. J Refract Surg，2010, 26:7～16

［54］ Pirouzian A，Ngo S，Thornton J. LASEK versus PRK. Ophthalmology, 2006,113:1883

［55］ Rajan MS，O'Brart DP，Patel P，et al. Topography – guided customized laser – assisted subepithelial keratectomy for the treatment of postkeratoplasty astigmatism. J Cataract Refract Surg，2006,32:949～957

[56] Randleman JB，Loft ES，Banning CS，et al. Outcomes of wavefront – optimized surface ablation. Ophthalmology，2007,114:983～988

[57] Reinstein DZ，Archer TJ，Gobbe M，et al. Accuracy and reproducibility of artemis central Flap thickness and visual outcomes of LASIK with the Carl Zeiss Meditec VisuMax Femtosecond Laser and MEL 80 Excimer Laser Platforms. J Refract Surg，2010,26:107～119

[58] Risco JM，Cameron JA. Dislocation of a phakic intraocular lens. Am J Ophthalmol，1994,118:666～667

[59] Saeed A，O'Doherty M，O'Doherty J，et al. Laser – assisted subepithelial keratectomy retreatment after laser in situ keratomileusis. J Cataract Refract Surg，2008,34:1736～1741

[60] Salomao MQ，Wilson SE. Corneal Molecular and Cellular Biology Update for the Refractive Surgeon. J Refract Surg，2009,25:459～466

[61] Sanders D，Vukich JA. Comparison of implantable collamer lens (ICL) and laser – assisted in situ keratomileusis (LASIK) for low myopia. Cornea，2006,25:1139～1146

[62] Sanders DR，Vukich JA. Incidence of lens opacities and clinically significant cataracts with the implantable contact lens：comparison of two lens designs. J Refract Surg，2002,18:673～682

[63] Sanders DR. Postoperative inflammation after implantation of the implantable contact lens. Ophthalmology，2003,110:2335～2341

[64] Sharma N，Sony P，Prakash G，et al. Influence of epi – LASIK and alcohol – assisted LASEK on retinal nerve fiber layer thickness. J Refract Surg，2007,23:431～432

[65] Soong HK，Malta JB. Femtosecond lasers in ophthalmology. Am J

Ophthalmol，2009，147：189～197

[66] Stahl JE，Durrie DS，Schwendeman FJ，et al. Anterior segment OCT analysis of thin IntraLasefemtosecond flaps. J Refract Surg，2007，23：555～558

[67] Sun HJ，Park JW，Kim SW. Stability of the posterior corneal surface after laser surface ablation for myopia. Cornea，2009，28：1019～1022

[68] Sutton G，Hodge C. Accuracy and precision of LASIK flap thickness using the IntraLase femtosecond laser in 1000 consecutive cases. J Refract Surg，2008，24：802～806

[69] Talamo JH，Meltzer J，Gardner J. Reproducibility of flap thickness with IntraLase FS and Moria LSK－1 and M2 microkeratomes. J Refract Surg，2006，22：556～561

[70] Teus MA，de Benito－Llopis L，Sanchez－Pina JM. LASEK versus LASIK for the correction of moderate myopia. Optom Vis Sci，2007，84：605～610

[71] Von Jagow B，Kohnen T. Corneal architecture of femtosecond laser and microkeratome flaps imaged by anterior segment optical coherence tomography. J Cataract Refract Surg，2009，35：35～41

[72] Vryghem JC，Devogelaere T，Stodulka P. Efficacy，safety，and flap dimensions of a new femtosecond laser for laser in situ keratomileusis J Cataract Refract Surg，2010，36：442～448

[73] Waheed S，Krueger RR. Update on customized excimer ablations：recent developments reported in 2002. Curr Opin Ophthalmol，2003，14：198～202

[74] 陈冲达，周行涛，戴锦晖，等.微型角膜刀法与乙醇浸润法准分子激光角膜上皮瓣下磨镶术对角膜基质细胞影响的实验研究.中华眼科杂志，2006，42：796～801

[75] 戴锦晖，陈冲达，褚仁远，等.机械法准分子激光角膜上皮瓣下磨镶术矫治

高度近视.中华眼科杂志,2005,41:211～215

[76] 王晓瑛,褚仁远,周行涛,等.晶状体眼前房型人工晶状体植入术矫正高度
近视后放大率与视力的关系.中华眼科杂志,2005,41:990～994

[77] 于志强,许烨,姚佩君,等.准分子激光手术不同制瓣方式角膜瓣厚度的研
究.中华眼科杂志,2010,46:203～208

[78] 周行涛.表层切削的适应证和技术规范.中国眼耳鼻喉科杂志,2008,8:
344～347

[79] 周行涛,吴良成,戴锦晖,等.准分子激光上皮瓣下角膜磨镶术的角膜上皮
瓣异常.中华眼科杂志,2002,38:69～71

[80] 周行涛,褚仁远,王晓瑛,等.无痛性准分子激光角膜上皮瓣下磨镶术及微
型角膜刀准分子激光角膜上皮瓣下磨镶术的临床研究.中华眼科杂志,
2005,41:977～980

后　记

　　我热爱自然脉理，那是造物主的行迹和密语所在。这或是我爱 EK 的一个原因，EK 自然、简单、美。

　　这也包括 ICL 的选择：自然晶体约 19.11D。而飞秒激光具有无与伦比的爆发力，只化为精美的角膜瓣及 FLEx 和 SMILE。

　　飞秒是何等短暂的一瞬间，人生亦如是。

周行涛

2010 年 5 月 12 日

图书在版编目（CIP）数据

飞秒激光、LASEK/Epi-LASIK 及 ICL 手术/周行涛等主编. —上海：复旦大学出版社，2010.9
（眼科新技术应用丛书）
ISBN 978-7-309-07563-2

Ⅰ. 飞…　Ⅱ. 周…　Ⅲ. 屈光不正-眼外科手术　Ⅳ. R779.6

中国版本图书馆 CIP 数据核字（2010）第 169957 号

飞秒激光、LASEK/Epi-LASIK 及 ICL 手术

周行涛　王晓瑛　褚仁远　主编
出品人/贺圣遂　责任编辑/贺　琦

复旦大学出版社有限公司出版发行
上海市国权路 579 号　邮编：200433
网址：fupnet@fudanpress.com　http://www.fudanpress.com
门市零售：86-21-65642857　　团体订购：86-21-65118853
外埠邮购：86-21-65109143
上海丽佳制版印刷有限公司

开本 787×960　1/16　印张 15.25　字数 174 千
2010 年 9 月第 1 版第 1 次印刷

ISBN 978-7-309-07563-2/R·1171
定价：100.00 元